中国计生协婴幼儿照护服务示范创建项目经费资助
中央财政支持普惠托育服务发展示范项目经费资助

儿童科学就医系列

# 儿童内科
# 常见健康问题

苏州大学附属儿童医院 | 组织编写

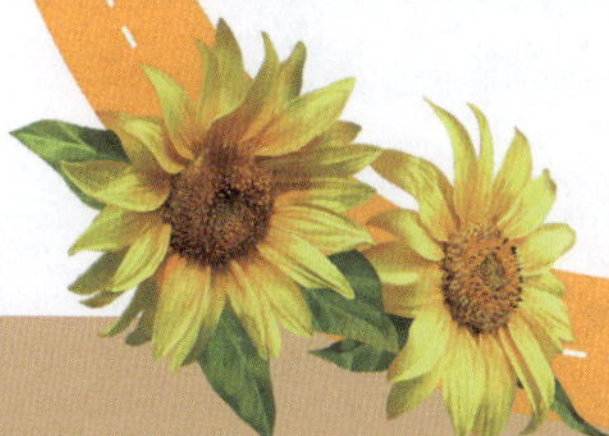

主　编　闻　芳

主　审　姚文英

副主编　周万平　周雪梅　盛晓郁

编　者（按姓氏笔画排序）

于兴梅　于宗巧　马金玲　王　红　王　娟　王国英　王娅芸
朱安秀　孙丽华　严萌玮　杨　琦　杨巾夏　杨道平　吴江红
吴惠芳　何菊香　张　未　张　茜　张才芹　陈海燕　周万平
周雪梅　周敏萍　闻　芳　洪忠芹　宦璐璐　姚艳华　秦月香
顾　靖　唐天贞　浦丽娟　陶　杏　桑　莉　黄天马　曹素英
盛晓郁　蒋　娇　韩丽鲜　谢安慰　蔡　丽　熊　瑛

人民卫生出版社
·北　京·

图书在版编目（CIP）数据

儿童内科常见健康问题 / 苏州大学附属儿童医院组织编写. -- 北京 ：人民卫生出版社，2025. 11.（儿童科学就医系列）. -- ISBN 978-7-117-37393-7

I. R725-44

中国国家版本馆 CIP 数据核字第 20253ZQ853 号



儿童科学就医系列
**儿童内科常见健康问题**
Ertong Kexue Jiuyi Xilie
Ertong Neike Changjian Jiankang Wenti

---

组织编写：苏州大学附属儿童医院
出版发行：人民卫生出版社（中继线 010-59780011）
地　　址：北京市朝阳区潘家园南里 19 号
邮　　编：100021
E - mail：pmph @ pmph.com
购书热线：010-59787592　010-59787584　010-65264830
印　　刷：北京盛通印刷股份有限公司
经　　销：新华书店
开　　本：710 × 1000　1/16　**印张**：15
字　　数：200 千字
版　　次：2025 年 11 月第 1 版
印　　次：2025 年 12 月第 1 次印刷
标准书号：ISBN 978-7-117-37393-7
定　　价：79.00 元
**打击盗版举报电话：010-59787491　E-mail：WQ @ pmph.com**
**质量问题联系电话：010-59787234　E-mail：zhiliang @ pmph.com**
**数字融合服务电话：4001118166　E-mail：zengzhi @ pmph.com**

## 《儿童科学就医系列》

### 编写委员会

# 总 序

在当今这个信息爆炸的时代，如何获取科学、准确的医疗知识，是每个家庭尤其是每位家长不可回避的重要课题。面对儿童健康问题，家长既是第一时间的观察者，也是关键的决策者。然而，医学知识的复杂性与儿童健康的特殊性，使得许多家长在面对孩子的健康问题时感到无助甚至焦虑。基于此，苏州大学附属儿童医院怀着对儿童健康事业的责任与热忱，特别策划并组织编写了这套《儿童科学就医系列》科普丛书。

儿童不是成人的缩小版，他们在生理发育、免疫系统以及心理成长等方面都独具特点。这决定了儿童疾病的诊断与治疗需要更加专业化和精细化的应对，而这种专业性常常超出普通家庭的认知范围。家长们一方面需要了解常见疾病的预防和护理，另一方面也需掌握科学就医的基本原则，以便在关键时刻作出明智的选择。

《儿童科学就医系列》汇聚了多位国内顶尖儿科专家的研究与实践智慧，力求以科学严谨、通俗易懂的方式，为家长提供一份权威、实用的健康指南。这套丛书的内容覆盖了儿童成长的每一个阶段，从新生儿到青春期，涵盖了常见疾病的预防与处理方法，同时也详细介绍了健康管理、疫苗接种、心理发展和营养支持等方面的内容。这些知识不仅能帮助家长理解孩子的生理特点和疾病表现，还能有效提升家庭健康管理的能力。

尤其值得一提的是，这套科普丛书秉承“预防胜于治疗”的核心理念，不仅为家长提供了如何应对疾病的指导，还特别强调了日常健康管理的重要性，例如均衡饮食、适量运动、规律作息和心理健康等。通过这些科学的生活方式指导，家长们可以帮助孩子建立并养成健康的生活习惯，从根本上减少疾病的发生。

在互联网时代，各种真假难辨的健康信息扑面而来，这套科普丛书的编写始终坚持基于最新的医学研究成果，同时提醒家长以理性和批判的态度面对医疗信息，避免轻信谣言或盲从偏方。

愿这套《儿童科学就医系列》科普丛书成为每位家长守护孩子健康的得力助手，成为每个家庭信赖的常备书。我们相信，当科学的光芒照亮每一位家长的认知，也必将为孩子们的健康成长铺就更加坚实的道路。

让科学与爱同行，为每一个孩子的未来保驾护航！

中国工程院院士

2025 年 1 月

# 总前言

随着社会的进步和健康意识的提升，家长对于孩子健康的关注也日益增加。然而，在面对儿童疾病时，许多家长往往因为缺乏医学知识而感到困惑和无助。为了帮助广大家长更好地理解儿童常见病的症状、诊断与治疗，指导家长正确应对孩子的健康问题，促进家庭与医疗机构之间的有效沟通，《儿童科学就医系列》应运而生。

儿童科学就医，不仅关乎疾病的准确诊断与及时治疗，更关系到儿童身心的健康成长。《儿童科学就医系列》从儿童就医的实际需求出发，系统介绍了儿童就医的各个环节和注意事项。从如何选择医院、科室，到就医过程中的沟通技巧、注意事项；从常见疾病的预防、识别，到科学规范的诊断、治疗，本套科普丛书均进行了详尽的阐述。

在编写过程中，我们特别注重内容的科学性、实用性和可读性。我们邀请了多位在儿童医学和护理领域具有深厚造诣的专家学者，结合他们丰富的临床经验和研究成果，共同打造了《儿童科学就医系列》这套科普丛书。同时，我们还采用了通俗易懂的语言和生动的案例，力求让每一位家长都能轻松掌握儿童科学就医的精髓。

《儿童科学就医系列》不仅是一套儿童就医的实用手册，更是一套传递健康理念、提升健康素养的科普读物。我们希望通过这套科普丛书，能够引导家长们树立正确的就医观念，增强科学就医的意识和能力，让儿童在健康的环境中茁壮成长。

当然，医学是一个不断发展和进步的领域，儿童就医的知识和技术也在不断更新和完善。因此，我们在《儿童科学就医系列》这套丛书中介绍的只是当前阶段相对成熟和可靠的内容，并不代表未来不会有新的突破和发现。我们鼓励家长们在阅读学习本套科普丛书的同时，也要关注医学领域的最新动态，为儿童的健康保驾护航。

最后，衷心感谢所有参与《儿童科学就医系列》编写和审校的同仁们，是你们的辛勤付出和无私奉献，才使得这套科普丛书能够顺利面世。同时，我们也衷心希望这套科普丛书能够得到广大家长的喜爱和认可，为儿童的健康成长贡献一份力量。

《儿童科学就医系列》编委会

2025 年 1 月

# 前言

在孩子的成长过程中，健康问题一直是家长们关心的事情。然而，由于医学知识的专业性和复杂性，很多家长在面对孩子生病或出现不适时，常常感到困惑和无助。

这本书的编写初衷，正是为了解决家长们在孩子健康问题上的困惑和疑问。本书由苏州大学附属儿童医院内科专家团队精心编撰，汇集了临床经验丰富的医护专家的智慧，旨在为家长们提供一份权威、可靠的医学科普读本，帮助家长更好地了解和应对孩子的健康问题。

本书内容涵盖了儿童内科常见疾病的症状识别、诊断治疗、日常护理及康复指导等方面的问题，以问答形式展现，简洁明了，条理清晰，易于理解，为家长们提供了全方位的健康指导。

本书主要面向广大家长，特别是那些希望了解儿童内科相关知识及居家护理的家庭。我们深知，家长是孩子健康的守护者，也是孩子成长路上最坚强的支持者，因此我们希望通过这本书，为家长提供一份可靠的健康参考，让家长更加从容地面对孩子的健康问题，做好儿童疾病的预防保健、初步识别、科学就医及居家护理。

最后，我们衷心感谢所有为本书编写和出版作出贡献的医务人员和专家学者们，以及所有关心和支持本书出版的读者朋友们。正是有了你们的支持和帮助，才使得这本书得以顺利刊出。希望本书能够为广大家庭带来实用、有益的医学科普知识，为家庭育儿排忧解难，为家长科学就医提供指导，为孩子的健康成长贡献一份力量。在编写过程中，我们秉持着严谨的态度，参阅了大量的专业资料，但是由于医学发展日新月异，本书中有些知识可能有新的观点，欢迎读者批评指正。

愿每一个孩子都能健康快乐成长！

编　者

2025 年 1 月

# 目 录

## 第一章

# 第四章

## 第五章

## 第六章

第七章

## 第八章

## 第九章

# 第一章

## 症状篇

# 第一节 发热

## 1. 孩子体温超过 37℃是发热了吗

正常人的体温保持在相对恒定的状态，一般为腋下温度 36.0~37.0℃，在活动、进食、洗澡、哭闹、精神紧张、过冷过热的环境、昼夜节律（体温在 2:00—6:00 最低，13:00—18:00 最高）等情况下体温会略有波动，幅度一般不超过 1℃。因小儿的新陈代谢较成人旺盛，小儿时期的正常体温较成人稍高。

发热是指人体在各种原因的致热原作用下，通过神经系统传导使大脑体温调节中枢的体温调定点上移，控制人体产热增加、散热减少，导致体温升高超出正常范围。

发热按体温高低分为四类，以腋温为例，体温 37.3~38℃为低热；38.1~39℃为中度热；39.1~41℃为高热；超高热则是体温高于 41℃。一般而言儿童肛温≥38℃，腋温≥37.5℃称为发热。

典型发热过程：早期为发冷期，即体温上升期，会出现畏寒或发抖，皮肤苍白无汗但四肢发凉；接下来是发热期，即高热持续期，皮肤潮红而灼热，呼吸加快，尿量减少；最后是发汗期，即退热期，会大量出汗，皮肤发凉，体温逐渐降至正常。

## 2. 给孩子测体温是腋下测好还是用耳温枪测好

体温测量可以选择腋下、耳道、口腔、前额或直肠，这些部位测得的体温可能略有差异，儿童一般测腋下，操作简便安全。若需要测量精准的体温，则腋窝、耳和前额温度不如直肠或口腔温度准确。

（1）腋下测温：擦干腋下汗液，将体温计汞柱端放于腋窝深处并紧贴皮肤，协助宝宝屈臂过胸夹紧体温计，防止移动或掉落，在看护下测量 10 分钟取出读数。如果孩子刚洗好澡要等 30 分钟后测量。

（2）口腔测温：将温度计感测头置于孩子的舌下，并朝向口腔后方。嘱孩子闭紧嘴巴，用唇（不要用牙齿咬）固定温度计。一般 5 岁以上孩子可以配合口腔测温。玻璃温度计测量约需 3 分钟，数字温度计约需 1 分钟。如果刚进食或喝过水要等 30 分钟后测量。一定要注意安全，不配合的孩子不能测口腔温度，玻璃温度计防止被咬碎。

（3）耳温枪测温：将耳廓稍向后上方拉，让耳道趋向直线形方可测温。为防测量误差，可以多次测量取相近的平均值，每次测量时最好用同一侧耳朵。如果宝宝患有急性中耳炎，应避免使用耳温枪。经对比研究，在正确测温操作下，耳温枪测得的体温和肛温接近。

（4）直肠测温（肛温）：最能体现人体核心温度的是直肠温度（肛温），一般不受外界环境温度的影响，肛温测量一般由医护人员操作。测量肛温时注意插入肛门时要动作轻柔，防止损伤黏膜，体温表头端擦拭少许润滑剂，插入 3~4 厘米，测量 3 分钟。因操作不便，一般对需要精确监测温度时测量肛温。

## 3. 发热时出现哪些情况需要及时就医

（1）未明确病因前要及时就医：孩子发热通常是感染了细菌、病毒等导致的呼吸道或胃肠道感染，也有可能是某些特殊疾病的早期表现如脑炎、关节炎、肿瘤等，所以孩子发热初期建议及时去医院就诊明确病因，医生可能会开一些检验项目如血常规、尿常规、粪便常规、人体炎症指标C反应蛋白或降钙素原、血培养等查找病因。对于明确诊断后的发热，家长无须惊慌，居家退热即可。

（2）发热时出现这些特殊症状要及时就医：发热期间要仔细观察孩子的精神反应，出现以下特殊情况要立即就医：

1）难以安抚的哭闹烦躁；

2）长时间不肯进食，小便明显减少；

3）脖子僵硬；

4）反应差叫不醒或胡言乱语；

5）惊厥、抽搐；

6）皮肤出现花纹、皮疹；

7）呼吸急促，口唇、颜面、指甲发紫；

8）出现41℃以上超高热。

（3）6月龄内的婴儿发热要及时就医：3月龄以下的宝宝，体温≥38℃，3~6月龄的宝宝，体温超过39℃，均是疾病的高危信号，必须及时就医明确病因并规范用药。

# 4. 如何给孩子退热处理

（1）孩子体温38℃需要使用退热药吗：体温37.3~38℃属于低热，若孩子精神好，一般不必给予退热药，发热是人体的一种自我防御反应，轻度发热可以促进代谢，增强白细胞的杀毒能力，提高免疫力。体温38.1~39℃属于中度热，家长可根据孩子的不适反应决定是否需要使用退热药，如果宝宝活动、饮食、休息表现和日常无异，可以暂不用退热药，每隔1小时左右测量体温观察变化。如果出现39℃以上的高热，建议家长及时给孩子使用退热药，因为长时间的高热会导致身体失水、电解质紊乱及能量消耗。

（2）孩子不肯吃退热药怎么办：不肯吃药的孩子通常可以使用肛塞的栓剂。用药知识：1岁之前的婴儿最好用滴剂，服用方便，药量精确。2岁以上的孩子可服用口服的退烧药，幼儿可服用混悬液，大龄学童可服用片剂，还有些水果味的咀嚼片，孩子多数不会拒绝。

口服退热药属于非处方药，家长可以在孩子就诊时配药或自行在正规药店购买，对乙酰氨基酚或布洛芬这两类退烧药，临床安全性比较高，两者退热效果也类似。2~6月龄的宝宝推荐对乙酰氨基酚滴剂，6月龄以上孩子可使用对乙酰氨基酚或布洛芬制剂。有些退热药不适合儿童使用，无医嘱不能擅自使用如阿司匹林。

（3）吃了退热药体温不退怎么办：首先退热药的剂量要用对。根据孩子的年龄及体重计算用量。退热药的说明书上都有用药剂量指导，直接写了多少年龄体重的范围服用多少毫升药物，参照说明书服用就可以了。如果是在医院配的退热药，医生会根据体重精确计算，对乙酰氨基酚是每千克体重10~15毫克，布洛芬是每千克体重10毫克，家长按医嘱要求的量给孩子使用就可以了。不要因为热度不高擅自减少用量或因为热度太高擅自增加药量。

其次了解退热药是有起效时间的。对乙酰氨基酚的起效时间一般为用药后 30~40 分钟体温开始下降，布洛芬的起效时间一般为用药后 40~60 分钟，用药 1 小时后可明显下降，2~4 小时降至正常。药效可维持 4~8 小时。所以用药后 30 分钟内体温不退不代表退热药没有用。用药后如果引起发热的疾病本身没有好转，一般 4~8 小时后体温会再次上升，此时需要再次用药，两次用药间隔最好要 6 小时以上，但不发热时无须预防性使用退热药。如果用药 2 小时以上高热仍持续不退，最好到医院就诊，不建议在家里同时使用两种退热药，也不建议在 4 小时内重复使用同一种退热药。

#### （4）有哪些物理降温方法可协助退热

**头部冷敷：**可以将降温贴贴于宝宝前额，通过传导降温保护头部并辅助降温。

**温水擦浴：**常擦拭腋窝、肘窝、腹股沟、腘窝等有大血管的地方，稍用力、摩擦擦拭促进散热。有些部位不适合擦浴降温如：胸前区、腹部、后颈部、足底，可能会引起不适或不良反应。

**温水泡澡：**将门窗关好，不可有对流风或直吹风，室温在 24~26℃，水量以没至躯干为宜。用 37~38℃温水浸泡全身，并在腋窝、肘窝、腹股沟、腘窝等大血管走行处进行局部按摩或适度拍打，以促进散热。沐浴过程中必须全程看护，如孩子感觉闷热难受或寒战发抖等任何不适应该立即停止。

以上物理降温方法有降低体温的作用，但是冷刺激可能会增加孩子的不舒适感，若实施过程中孩子感觉不适，应停止措施。另外，酒精擦浴虽有降温作用，但禁止用于儿童，因为发热时皮肤血管扩张，会促进酒精被人体吸收引起酒精中毒。

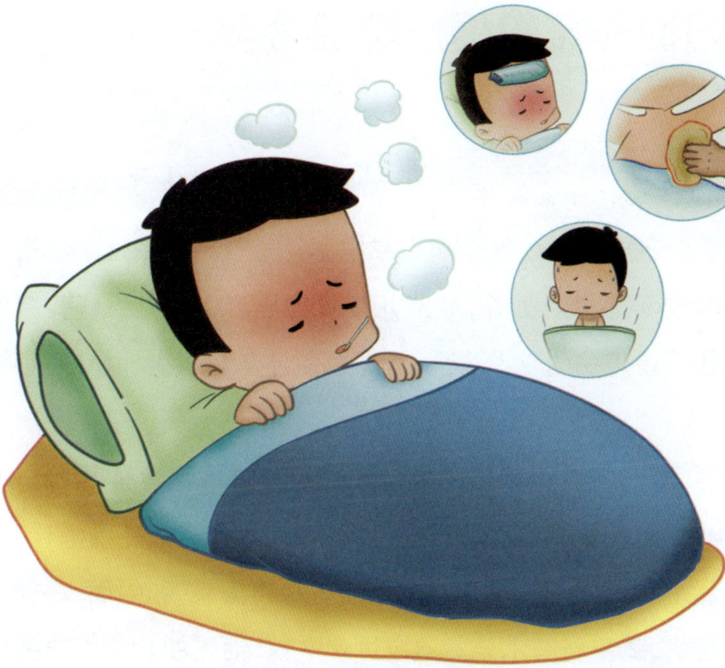

（5）新生儿发热可以在家吃退热药吗：不能。新生儿发热常由于环境因素或感染等引起。新生儿对产热和散热的调节能力差，如果周围环境温度过高、穿衣太多均可引起发热；但最大原因可能是各种病原体引起了局部或全身感染，比较常见的有肺炎、脐炎、尿路感染等，严重的有败血症、脑膜炎等；还有一些特殊情况如新生儿先天发育不良汗腺缺乏，会因散热障碍引起发热。总之，新生儿期的宝宝体温超过 38℃要及时就医查找病因，不能耽搁。

新生儿因体温调节中枢发育不成熟，一般不采用药物退热，可能会导致体温不升。如需要使用退热药，必须在医生指导下使用。宜采用减少穿着、减少被褥、额敷降温贴、适当控制室温（20~22℃）来物理降温，必要时可以温水擦浴。

# 5. 如何居家护理发热的孩子

（1）家庭环境：环境要求清洁、安静、保持空气流通，每天至少通风1次，每次至少30分钟，以减少病毒或细菌在空气中的浓度。尽量减少亲友探视，防止交叉感染。另外，有些儿童发热是流感、手足口病、新冠病毒感染、猩红热等传染病的早期表现，要尽可能注意与家人保持呼吸道隔离，以免传染他人。

（2）饮食调节：人体高热时迷走神经兴奋性降低，使胃肠蠕动减少，消化液分泌减少，常出现腹胀、食欲减退或便秘等症状。需准备易消化、富含水分、有一定能量的流质、半流质或软食，如各种肉糜菜粥、烂面、馄饨、炖蛋、适量牛奶、酸奶、适量新鲜水果。不应进食辛辣、油腻的食物。鼓励孩子多饮水。

（3）皮肤护理：在发冷阶段可以为孩子适量添加衣物，但不能用厚衣厚被捂热，可以多搓搓手心及脚底。在发热阶段孩子四肢及手脚温热，应该减少衣物。在出汗阶段可以穿宽松的棉质衣物，以利于排汗吸湿，也可以在孩子后背垫上干净柔软吸水好的毛巾，吸汗后及时更换干毛巾。发热期间皮肤新陈代谢旺盛，需每日温水擦拭保持清洁舒适，出汗时及时擦干汗液，更换汗湿衣裤。

有些出疹性疾病如麻疹、水痘、猩红热、幼儿急疹等，孩子常表现为高热2~3天后，全身出现大量皮疹，此时不宜采用冷敷或凉水擦浴降温，以免刺激皮肤，影响皮疹发透。

# 6. 纠正一些常见的认知误区

（1）发热会烧坏脑子吗：不会。发热本身是不会使“脑子变坏，智力变差”的，只有在细菌或病毒感染导致脑炎、脑膜炎等疾病时发生并发症，才有可能伤及智力或感官功能，而非发热本身把人“烧笨”“烧聋”了。

（2）发热时捂捂汗就退热了吗：不能。儿童发热不能捂汗。发热时体温升高，捂汗不利于皮肤毛孔开放、热量散发，会导致体温进一步升高，造成脱水、高热惊厥等危险。长时间捂热甚至发生呼吸衰竭、脑水肿、多器官功能衰竭导致生命危险。

（3）不给宝宝用退烧药热度会越来越高吗：不会。人体大脑内的体温调节中枢会控制体温达到调定点就不再上升，各种感染引起的发热，体温通常在 39~40℃，很少会超过 41℃，未经退热处理会持续高热，但不会越升越高的。

（闻 芳）

# 第二节 咳嗽

## 1. 孩子咳嗽就是生病了吗

咳嗽是人体的一种保护性反射动作，有助于清理气道；咳嗽还有助于防止人体将有害物质吸入气道和肺部，借以排除气道中的异物和分泌物。所以，孩子偶尔咳嗽属于正常现象。

但咳嗽有时是疾病的症状。咳嗽可使呼吸道内的感染扩散，使含有致病源的分泌物播散，引起疾病传播；使胸膜腔内压增高，加重心脏负担；频繁的咳嗽会引起呕吐，影响睡眠，消耗体力；重度咳嗽还可导致呼吸困难。

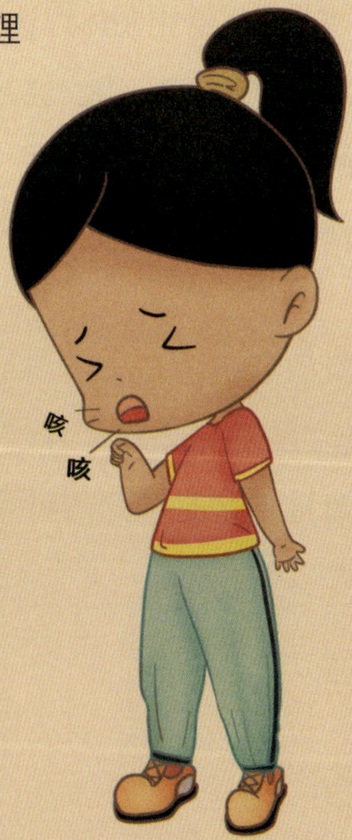


所以，咳嗽对人体是有利有弊的。

# 2. 听咳嗽声音能推断是什么病吗

咳嗽是多种疾病共有的一种外在表现，很大程度上根据咳嗽声音、性质等可以大体判断得了什么病。

（1）犬吠样咳嗽：听起来类似空空声，像小狗叫，同时呼吸费力，声嘶，有喘鸣，可能为急性喉炎。

（2）清嗓子样咳嗽：咳嗽以清晨或体位改变时明显，常有鼻塞、流涕、咽干、咽部异物感，可能为过敏性鼻炎、鼻窦炎等。

（3）鸡鸣样咳嗽：一次呼吸中，有多次咳嗽发作（成串的咳嗽），一次深长的吸气后，出现一次鸡鸣样声音，俗称回勾，提示百日咳或类百日咳。

（4）干咳：咳嗽无痰或痰量极少称为干性咳嗽。夜间或清晨发作，运动、冷空气或嗅到特殊气味后咳嗽加重，可能是哮喘的征象；突然出现一阵猛烈的刺激性干咳可能是有异物吸入了呼吸道；有些阵发性刺激性干咳带有咽部发痒或疼痛可能是咽炎。

（5）湿咳：咳嗽有明显痰音，同时鼻塞、流涕，提示病毒性感冒或支气管炎的可能性大；如果还伴有发热和呼吸困难[呼吸过快、呼吸过慢、呼吸杂音、出现“三凹征”（吸气时锁骨上窝、胸骨上窝、肋间隙同时发生凹陷的征象）]，可能是肺炎。如果孩子有湿性咳嗽，无其他症状，常发生在吃东西后，那咳嗽可能为胃食管反流导致；若与过敏、鼻塞、抽吸鼻子相关，那咳嗽可能与过敏导致的鼻涕后滴有关。

（6）伴有喘鸣的连续咳嗽：孩子咳嗽伴有喘鸣和憋气，因为接触了花粉、冷空气、动物皮屑、粉尘、烟雾咳嗽会加重，可能是哮喘引起。

（7）习惯性咳嗽：日间咳嗽为主，表现夸张，当专注于某件事或夜间休息时咳嗽消失，学龄期或青春期儿童较多见，常伴有焦虑症状，提示心因性咳嗽，排除器质性疾病并经心理治疗后咳嗽得到改善才能诊断。

## 3. 哪些情况需要就医

（1）年龄不足 4 月龄；

（2）存在呼吸困难、呼吸有杂音，或者呼吸急促；

（3）孩子被食物或其他物体呛噎后发生咳嗽，即使呛噎发生在数日或数周前；

（4）咳出血液、黄色或绿色黏液；

（5）长时间拒绝饮用任何东西；

（6）发热且行为反常；

（7）咳嗽剧烈以致引发呕吐；

（8）咳嗽持续超过 2 周且没有任何改善。

## 4. 医生可能会进行哪些检查或治疗

因咳嗽而就诊时，医生会进行体格检查并询问孩子的症状，还可能安排一些其他检查来判断咳嗽的病因。常用的检查包括：胸部 X 线检查；血液、痰液、鼻咽拭子检查；呼吸测试；支气管镜检查等。

治疗方法取决于咳嗽的原因，例如：如果感染由细菌所致，医生会采用抗生素进行治疗；哮喘通常采用平喘药物吸入治疗；如果有异物卡在气道内，医生可实施支气管镜操作以寻找和清除异物。

# 5. 如何帮助咳嗽儿童有效排痰

（1）如何给婴幼儿正确拍背排痰：婴幼儿不会有效咳痰，可通过正确拍背帮助孩子有效排痰。

1）拍背时体位：①直立式：拍背时将小儿直立抱起。②端坐式：在床上或抱起后置于操作者的双膝之间。③侧趴式：拍背时，应一手托患儿胸部（或侧身躺在床上）头朝下；幼儿背部窄小，重点拍打两肩部位。

2）拍背方法：拍背时衣物不宜过厚，以免降低拍背效果，隔件薄衣服保护背部即可；拍背手法为五指稍屈，握成空心拳状，以手腕的力量，从下而上、由外向内（避开脊柱、心脏、两边的肾区），有节律地叩击，应着重拍下胸部及背部下方区域等更易沉积液体的部位，大孩子每侧肺部 3~5 分/次，婴幼儿 2~3 分/次，一般 100~120 次/分（根据患儿情况需适当调整，重症婴儿和易引起支气管痉挛者应减慢拍背速度），拍的时候应听到“空空”的声音。拍背过程中注意拍打力度适中（患儿舒适、无哭闹为宜）；边拍背边观察孩子的面色、呼吸，及时清除口鼻腔分泌物。拍背时机选择在早上起床、雾化吸入后、吃饭前 30 分钟、饭后 2 小时或咳嗽时进行。

（2）大龄儿童如何做到有效咳嗽咳痰：有效咳嗽的方法：咳嗽前先做 5 次缩唇呼吸，即用鼻深吸气，呼气时缩起嘴唇类似吹口哨；深吸气的同时上身向前倾，深吸气后主动收腹，同时用力咳嗽；咳嗽以后缓慢吸气或平静呼吸片刻，准备再次重复上述操作 1~3 次，直到咳清痰液为止。

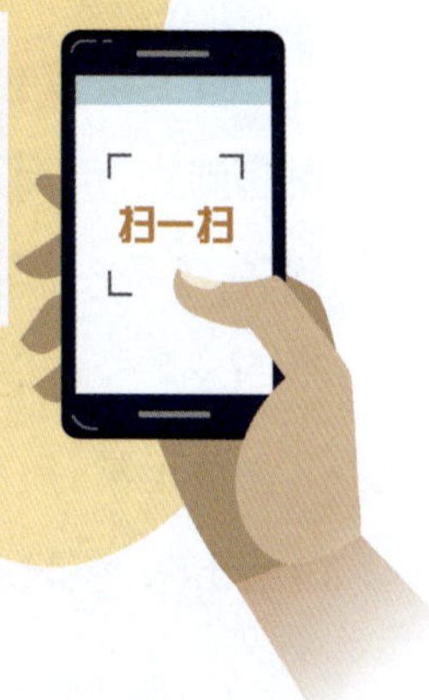


扫码观看视频，
儿童咳嗽与
拍背排痰

## 6. 如何做好咳嗽儿童的居家护理

（1）环境与休息：保持空气流通，经常开窗通风，至少一天 2 次，每次 30 分钟，避免刺激的味道，如炒菜的油烟味、香烟味等。温湿度适宜，湿度一般 50%~60% 为宜，过于干燥或湿度过高，都可能加重咳嗽；室温冬季 20℃左右。让孩子多休息，避免剧烈运动。此外，家长和孩子要保持平和心态，不要过度关注孩子咳嗽，避免因心理因素加重咳嗽。

（2）饮食的护理：给予营养丰富、清淡易消化的食物，保证孩子每日充足的液体、优质蛋白摄入，均衡饮食，多吃新鲜蔬菜、水果等。避免食物太冷或太热；少吃饼干和甜食等干物，易刺激引起咳嗽；婴儿鼓励母乳喂养，喂奶后抱起轻拍，哭闹咳嗽时暂停进食休息片刻，避免呛咳；少量多餐，喂食时要有耐心，不要太急，吃完后尽量少运动，以免引起呕吐。此外，还要避免睡前进食较多流食、半流食。

## 7. 纠正一些认知误区

（1）咳嗽会咳成肺炎吗：咳嗽本身不是病，而是一种伴随症状。它不会引起肺炎，反而还有助于清除呼吸道里的痰液。“咳出肺炎来”这句话说颠倒了，不是咳嗽引起了肺炎，而是肺炎引发了咳嗽。

（2）宝宝把痰咽下去会加重病情吗：不会。宝宝太小，有痰吐不出来吞下去很正常，痰会直接顺着食管进到胃里，宝宝会通过拉大便拉出来或者呕吐吐出来，痰只要能从肺里排出来就有利于肺部恢复。

（3）宝宝咳嗽应该马上用止咳药吗：不需要。医生会根据宝宝个体情况考虑是否需要一些化痰药，一般不用止咳药。其实咳嗽本身还是有助于痰液排出的，痰液排出后咳嗽自然会减轻，如果在这个时候给予强烈的镇咳药，不利于痰液排出，痰液会堵塞呼吸道，导致肺部感染。

（严萌玮　谢安慰）

# 第三节 呕吐

## 1. 孩子呕吐是生病了吗

呕吐是由于食管、胃或肠道呈逆蠕动并伴有腹肌非自主强力痉挛和收缩，迫使食管和胃内的内容物从口和鼻涌出。

单纯性呕吐是把进食了过多生、冷食物或腐败有毒食物吐出来，是机体的一种保护功能，并不是病了。

但持久而剧烈的呕吐，可能是一些原发病的伴随症状，严重呕吐可引起脱水、电解质紊乱、代谢性碱中毒及营养不良，严重时甚至发生食管贲门黏膜撕裂等并发症。

## 2. 孩子突然呕吐如何处理

呕吐时家长要镇定，不要大呼小叫导致宝宝紧张影响呼吸引起呕吐物反吸入气道造成呛咳、窒息或肺炎。

如果小宝宝平躺时突然呕吐，一定要将宝宝头偏向一侧或头和身体一起侧过来，或者帮助坐起，预防呕吐物吸入气道造成窒息。

还要注意观察是先恶心再呕吐，还是突然喷射性地呕吐。前者可能是消化道不适引起的，而后者可能是颅内中枢神经系统病变导致的呕吐，应该引起重视。

家长要查看呕吐的是什么东西，如食物、血液、胃肠道黏液、墨绿色胆汁、肺炎患儿咽下去的痰液等，特别是误服了某些不知道名称的毒物、药物或其他不明液体，要保留呕吐物一起带到医院。还要注意呕吐物有没有特殊的气味。观察有无伴随腹痛、发热、头痛、腹泻等不适。

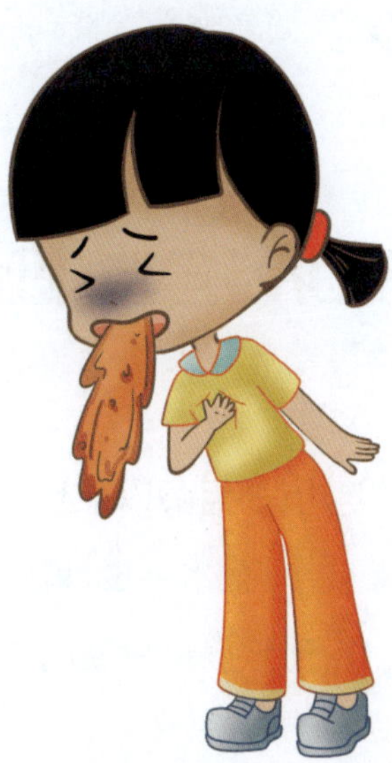

## 3. 呕吐后可以立即吃东西吗

先不进食，让胃休息30分钟或1小时，然后尝试给孩子喝水，从少量开始。

婴儿如果正在母乳喂养，可以尝试增加哺乳次数和缩短哺乳时长。如果不是母乳喂养，可以用奶瓶或是通过勺子给孩子补充液体。

儿童如果少量喝水后无不适，可以少量多次喝口服电解质溶液（可药店购买），或果汁与等量的水混合后喝。每10~15分钟少量摄入，待胃肠感觉舒服了再慢慢增加。

如果孩子喝入后又有呕吐，请再等30分钟或1小时再试。如果能喝下少量而不呕吐，就可以逐渐增加。如果2~3小时后没有呕吐，就可以恢复正常喂养。

如果孩子一直呕吐，几小时内不要给他们吃固态食物。等孩子感到饥饿并能喝水，给予含大量水分的食物，比如汤、果汁。如果感觉无不适无呕吐，再增加软的、清淡的食物，如米粥、烂面条、软饭、燕麦片、咸饼干、汤、软质蔬菜、水果或瘦肉，避免高糖高脂肪饮食。

## 4. 哪些情况可能会发生呕吐

（1）新生儿和极小婴儿（3月龄以下）：吐奶是婴儿常见的正常现象，特别是新生儿，因为胃容量较小，呈水平位，胃的入口贲门括约肌发育较差，而出口幽门括约肌发育较好，而且肠道蠕动的神经调节功能较差，导致吃奶后容易发生吐奶。

但是反复用力呕吐、出现发热等症状可能提示严重问题，如胃肠道梗阻或感染，家长需注意辨别。引起胃肠道梗阻的一些疾病有：食管闭锁、先天性幽门狭窄、十二指肠闭锁、胎粪性腹膜炎、胃扭转、肠旋转不良、肛门闭锁或狭窄等。

（2）较大的婴儿、儿童和青少年：最常见的原因是胃肠道感染，多由病毒引起。医学上称之为“胃肠炎”。这种感染易人际传播。如诺如病毒、轮状病毒等。

如果孩子进食已变质、未洗净、未煮熟或有毒的食物，就可能发生食物中毒，食物中毒还常导致腹泻。

其他一些疾病可引起呕吐，包括颅内肿瘤、脑炎、脑出血、耳部感染、梅尼埃病、偏头痛、甲亢、链球菌性咽喉炎、肠炎、尿毒症、癔症、肠梗阻等。

有时精神紧张也会导致呕吐；

有些特殊情况也会导致青少年呕吐，不能排除吸食毒品，或者怀孕等。

## 5. 哪些情况需要及时就医

如果呕吐后精神好、无腹痛、无再次呕吐，居家观察，不需要到医院。如果出现以下这些情况中的任何一项，需及时到医院就诊：

（1）剧烈腹痛；

（2）无法喝下任何液体，多个小时没有喝水，或正常进食有困难；

（3）呕吐物呈绿色或带血，或伴有血性腹泻，或大便带血；

（4）持续呕吐超过 24 小时，或反复呕吐持续数日以上；

（5）活动量大大减少、反应差、嗜睡；

（6）哭闹不停或烦躁；

（7）在过去6~8小时内没有排尿(年长儿童),或4~6小时没有尿湿尿布(婴幼儿);

（8）口干或哭泣时几乎没有眼泪;

（9）呕吐伴发热≥38℃,且持续2~3天以上。

（陈海燕　闻 芳）

# 第四节　腹泻

## 1. 孩子大便次数多就是腹泻吗

腹泻即“拉肚子”，主要是指排便次数增多，粪质稀薄，或带有黏液、脓血或未消化的食物。对于婴儿，腹泻是指大便较正常情况更稀薄或水分更多，或者排便频率超过正常，婴儿的排便次数可能会达到常规排便次数的 2 倍。年龄大一些的儿童腹泻是指解液状粪便每天 3 次以上。

## 2. 引起腹泻的原因有哪些

引起腹泻的病因很多，主要有感染性和非感染性两方面因素。

感染性病因：以病毒、细菌引起多见，尤其是病毒。病毒有轮状病毒、诺如病毒、肠道腺病毒等。寒冷季节的婴幼儿腹泻 80% 由病毒感染引起。细菌如致泻性大肠埃希菌、痢疾杆菌、沙门菌等。其他感染性病因还有真菌、寄生虫等。

非感染性病因：包括喂养不当、食物过敏、食物不耐受、气候变化、6月龄以下婴儿的生理性腹泻、抗生素相关腹泻等。

## 3. 哪些情况需要及时去医院就诊

如果出现以下这些情况中的任何一项，需及时到医院就诊：

（1）大量腹泻，次数超过每天8次，甚至更加频繁；

（2）呕吐频繁；

（3）年龄小于2个月；

（4）哭闹不止，无法安抚；

（5）口唇干燥，哭的时候没有眼泪；

（6）婴幼儿持续4~6小时尿布不湿，儿童持续6~8小时无尿；

（7）持续发热2~3天，甚至出现抽搐、惊厥，呼吸困难，神志不清等情况；精神萎靡不振、拒绝进食或喝水；

（8）大便带血；

（9）有基础疾病（糖尿病、肾功能不全等）。

## 4. 到医院可能会做哪些检查

（1）大便常规＋隐血：化验时间短，约30分钟出结果，需挑取大便中异常部分约蚕豆大小的量2小时内送检，可初步分辨腹泻是由感染性因素引起，还是非感染性因素引起。如大便常规中白细胞、脓细胞增多，大多是因感染性因素引起。也可以化验有无轮状病毒或者诺如病毒感染。

（2）粪培养 + 药敏试验：需要培养 3~5 天出检验结果，可以检出具体哪种细菌感染以及该细菌对哪种药物敏感，有助于医生精准用药。

（3）血常规 +C 反应蛋白：主要检查红细胞、白细胞及血小板、C 反应蛋白的情况，判断是否存在贫血及细菌感染。

（4）血气分析检查：检查血液中酸碱度、钾离子、钠离子、钙离子等电解质浓度，判断有没有因大量腹泻发生电解质紊乱或酸碱平衡失调，以便及时纠正问题。

## 5. 儿童腹泻如何治疗

（1）腹泻需要吃消炎药吗：水样便多为病毒或非侵袭性细菌感染所致，一般不用抗生素；黏液脓血便多为细菌感染所致，医生会结合临床特点、大便培养和药敏试验选用针对性的抗生素，不能随意自行使用抗生素。

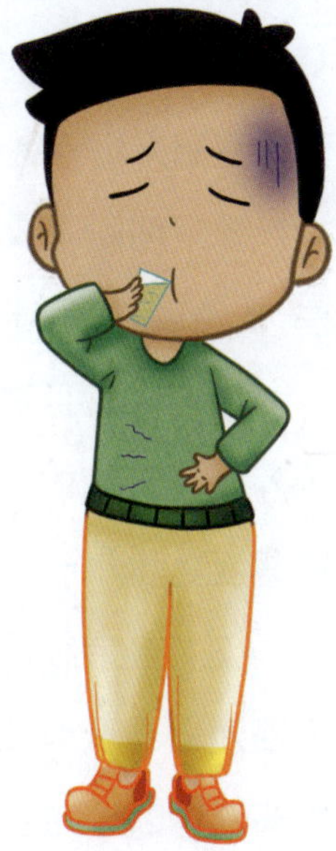

（2）腹泻可以吃益生菌吗：可以服用益生菌，比如双歧杆菌、酵母菌、乳酸菌等，补充肠道正常菌群，有助于恢复肠道生态平衡，抵御病原菌侵袭，控制腹泻。注意服用时需要和抗生素分开，间隔 1 小时左右，以防止抗生素将益生菌杀灭。

（3）腹泻需要吃黏膜保护剂吗：腹泻次数多时需要服用蒙脱石散类的黏膜保护剂，以修复肠黏膜的屏障功能。注意药物应该在两餐之间服用，并与其他药物间隔 1 小时左右。如大便性状糊状或者成型，可减少剂量或停用，以防发生便秘。

（4）腹泻可以吃止泻药吗：腹泻宝宝一般不宜服用止泻剂，因为强烈止泻后导致肠道内毒素不能及时排出，反而增加了毒素的体内吸收，加重病情。因此如果去药店买药，一定要看说明书认清楚是不是止泻药。

## 6. 如何居家照护腹泻儿童

（1）宝宝腹泻怎么吃：宝宝腹泻首先要预防和纠正脱水，小年龄儿童在呕吐、腹泻时，容易出现脱水和电解质紊乱。可以少量多次服用口服补液盐或电解质泡腾片。要观察有无脱水。出现口干、口渴、婴幼儿持续 4~6 小时尿布不湿，儿童持续 6~8 小时无尿、哭泣时无眼泪等，均提示存在脱水，需在医生指导下补充液体。

主张继续进食，母乳喂养者应正常喂养，可增加喂养次数，喂养期间母亲避免食用高脂肪、高糖类、易过敏的食物；

配方奶喂养的腹泻婴儿如果经检查确定是病毒感染，宜选择无乳糖或低乳糖配方奶粉继续喂养；

腹泻期间不要添加新的辅食，已经添加辅食的宝宝，需注意辅食清淡一些，避免油腻、粗纤维类辅食；

年长儿童可进食易消化食物，如米饭、面条、瘦肉、酸奶、蔬菜等。避免摄入含大量糖的饮料、运动饮料、高脂肪食物，会加重腹泻。待腹泻停止后逐渐恢复营养丰富的饮食。

（2）宝宝红屁股怎么办：宝宝发生红屁股是因为臀部皮肤被尿液、粪便浸渍而未及时更换尿布，尿液和粪便中的刺激物及外界摩擦力导致了会阴部及臀部尿布包裹处皮肤发生接触性皮炎，所以也叫尿布皮炎，需要给宝宝及时更换尿布，选用吸水性强、柔软的布质或纸质尿布。保持臀部皮肤干燥，便后及时用温水（40℃左右）清洗，而后用吸水性好的棉布或纸巾轻轻吸干臀部水分，不要使用湿纸巾来回擦拭，清洗拭干后使用护臀膏如滋润隔离霜、凡士林、鞣酸软膏等，不建议使用爽身粉。臀部皮肤有破损可使用红霉素软膏外用，可以每天固定时间解开尿布，充分暴露臀部30~60分/次，每日三次，注意保暖。严重尿布皮炎的宝宝需要护理人员进行伤口换药处理。

（3）如何预防家庭传染：多数腹泻都是病毒或细菌通过粪-口传播感染，也有可能通过气溶胶形式经呼吸道传播，居室要多开窗通风。

护理宝宝的家人处理呕吐物或粪便后一定要及时认真洗手。

宝宝的玩具要每天消毒。

家里如有其他儿童或体弱老人，要和腹泻孩子分房住比较好。

宝宝的大便要及时清理。纸尿裤要包住大便直接丢入垃圾袋并扎紧袋口；如使用宝宝坐便器，使用后要及时清洁消毒坐便器，防止病毒或细菌散入空气中再次进入宝宝或家人体内。

## 7. 如何预防儿童腹泻

（1）保持良好的手卫生习惯是预防病毒、细菌感染和控制传播最重要、最有效的措施，宝宝和家人都要学会正确洗手，并做到在饭前便后、外出回家后大人及儿童均要用肥皂或洗手液洗手。

（2）正确储存食品，室温下熟食存放时间勿超过2小时，特别是高温高湿的天气；剩饭剩菜建议冷藏条件存放（2~8℃），并尽快食用，防止细菌繁殖；注重厨房卫生，生熟砧板、刀具分开使用与存放，避免交叉污染；食物要彻底煮熟后再食用，生食瓜果蔬菜前一定要彻底清洗。

（3）添加辅食时，一定要注意先从少量开始，在品种上每次只能增加一种，以使宝宝的消化道适应。从半流食开始，逐步过渡到固体食物，过早地加固体食物，易导致腹泻。制作辅食时应选用新鲜食物，现吃现做，勿给宝宝吃剩食，更不要口对口喂食。

（4）保持空气新鲜，切莫因为天气转冷，怕宝宝受凉而紧闭门窗，保持室内良好的空气流通，能够降低病毒感染的机会；不要接触其他腹泻宝宝，少带宝宝到人员集中的游乐或公共场所。

（陈海燕　闻　芳）

# 第五节 热性惊厥

## 1. 孩子热性惊厥是怎么回事

惊厥是指脑内出现异常的电活动波，可使孩子晕倒或出现奇怪的动作或行为，有的甚至发出奇怪的声音。热性惊厥是指惊厥由发热引起，多见于6个月到5岁儿童，通常在发热初起或体温快速上升的24小时内出现惊厥，常具有家族遗传史。

常见表现为：孩子体温超过38℃，突发意识不清，出现手臂、腿部僵直、双眼球朝一个方向看或者两眼上翻等，有的孩子还伴随有口吐白沫、肌肉抖动等，大多数在数秒或几分钟内停止，一般不超过5分钟，少数热性惊厥发作会出现15分钟以上。惊厥发作后常常会出现短时间的意识模糊或困倦，出现短时间手臂或腿部无力，甚至会很快入睡。

## 2. 哪些原因会引起热性惊厥

热性惊厥的确切病因尚未完全明确，目前认为主要是环境因素和遗传因素的复杂交互作用造成的结果。有一些相关因素如下：

（1）病原菌感染诱发惊厥，如呼吸道感染、化脓性脑膜炎、病毒性脑炎等，其中最常见者为呼吸道感染；

（2）婴幼儿期间，宝宝的神经系统发育不完善，大脑皮层控制能力差，在高热时很容易兴奋，出现高热惊厥的症状；

（3）遗传因素、脑外伤、食物中毒等情况，也可能引起热性惊厥。

## 3. 孩子在家里发生热性惊厥该怎么办

（1）**保持呼吸道通畅**：就地迅速将孩子平卧，头偏向一侧（如有呕吐可侧卧），解开衣领，及时清理口鼻腔分泌物和呕吐物。

（2）**防止受伤**：保持周围环境安全，移开周围可能伤害孩子的物品，不可移动宝宝或强力按压肢体，不可将物品塞入宝宝口中或强力撬开紧闭的牙关，惊厥发作不超过 5 分钟可任其自行停止。

（3）**记录发作时间及症状**：记录孩子惊厥发作的时间、发作时的症状及持续时间，同时可以用手机视频记录发作时的具体状况。

（4）**降温**：立即给孩子减少身上衣物，给予环境通风、物理降温。紧急处理后尽早测量体温，使用退热药。家中应备好儿童退热药，最方便的是栓剂，塞在肛门深处药物就会很快吸收；如果是口服退热药要确定孩子已完全清醒，防止意识不清误吸而窒息。

（5）就医：如果热性惊厥发作超过 5 分钟，应尽快拨打 120 急救电话送医院急诊，进一步检查及治疗。

## 4. 什么情况下需要到医院急诊就医

如果孩子出现以下情况则需到医院急诊就医：

（1）发生惊厥，无论有没有发热；

（2）惊厥发作后无法苏醒或苏醒后行为改变；

（3）脖子僵硬或总想睡觉难以保持清醒；

（4）惊厥发作超过 5 分钟，或抽搐仅存在一侧肢体。

## 5. 下次还会发生热性惊厥吗

有可能。年龄越小，再次发生热性惊厥的可能性越大。常见的危险因素有：

（1）起始年龄小（<18 月龄）；

（2）惊厥发作前发热时间短（<1 小时）；

（3）直系亲属中有热性惊厥史；

（4）低热时出现惊厥发作。

## 6. 热性惊厥会损伤脑部吗

热性惊厥一般不会损伤脑部，也不意味着孩子将终生存在惊厥疾病。惊厥发作超过 5 分钟的孩子需要及时医院就诊，由医生通过综合分析，判断孩子将来发生惊厥的风险是否增加。

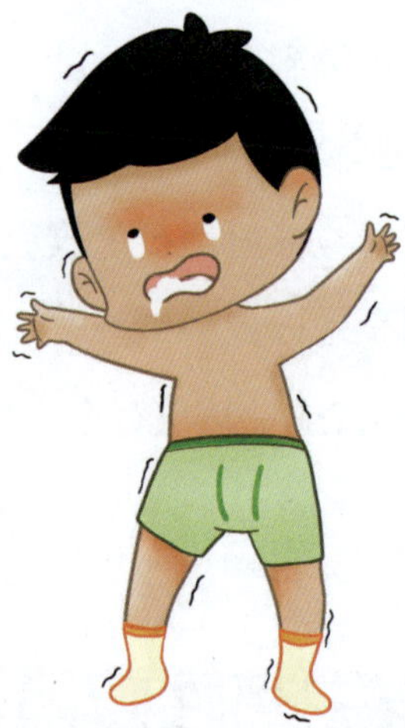

## 7. 有过热性惊厥史的孩子，再次发热应如何照护

（1）密切监测体温：有不适时，注意观察孩子的精神状态，及时测体温，如果体温过高或出现精神萎靡、嗜睡等情况，应及时到医院就诊。

（2）使用退热药：如果孩子体温超过 38℃，可以考虑使用退热药，如口服对乙酰氨基酚、布洛芬混悬液或肛塞退热栓剂，可以参照说明书剂量。未发热时不需要提前使用退热药。退热药不能用来预防惊厥发作。

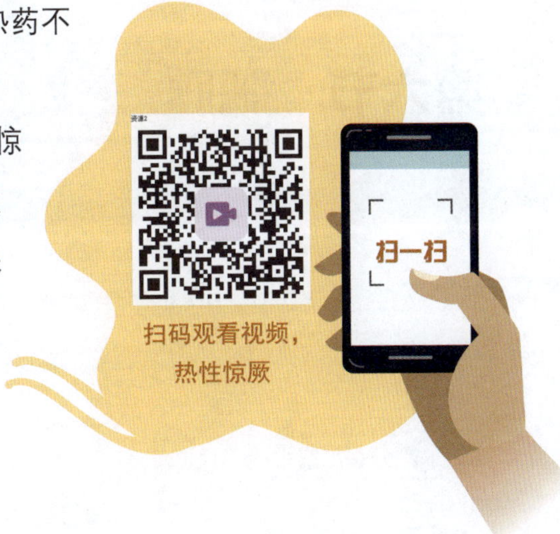


**（3）保证安全的环境**：有过高热惊厥史的宝宝，若在新的病程中出现发热时可能还会发生惊厥，注意提前保证环境安全，避开尖锐物品防跌倒时受伤，穿衣应宽松，不要穿高领衣服。

（孙丽华　陶　杏）

# 第六节 肥胖

## 1. 儿童肥胖是疾病吗

（1）单纯性肥胖：单纯性肥胖是由于儿童长期能量摄入超过人体的消耗，使体内脂肪过度积聚、体重超过一定范围的一种营养障碍性疾病。95%~97% 的肥胖儿童为单纯性肥胖。肥胖不仅影响儿童健康，还可延续至成年增加高血压、糖尿病、冠心病、胆石症、痛风等疾病的风险。

（2）病理性肥胖：病理性肥胖又称为继发性肥胖，是由于同时合并其他健康问题所发生的肥胖，也就是说是有因可查的肥胖。病理性肥胖占肥胖的比例仅为 3%~5%。根据引起肥胖的原因，又可将病理性肥胖分为下丘脑性肥胖、垂体性肥胖、甲状腺功能减退性肥胖、库欣病导致的肥胖、性腺功能低下性肥胖、药物性肥胖等，分别因下丘脑、垂体、甲状腺、肾上腺、性腺疾病和药物而致。

# 2. 如何判断孩子是否属于肥胖

体重指数（body mass index，BMI）是评价儿童肥胖的一个参考指标，BMI 计算公式：体重（千克）除以身高（米）的平方。例如：身高 1.60 米，体重 50 千克，BMI 是 50÷（1.6×1.6）=19.5。

儿童肥胖因年龄及性别而异，不同年龄男女超重及肥胖的判断见表 1-1。

表 1-1　不同年龄男女超重及肥胖的判断标准

| 年龄/岁 | 男性超重 | 男性肥胖 | 女性超重 | 女性肥胖 |
| --- | --- | --- | --- | --- |
| 7~ | 17.4 | 19.2 | 17.2 | 18.9 |
| 8~ | 18.1 | 20.3 | 18.1 | 19.9 |
| 9~ | 18.9 | 21.4 | 19.0 | 21.0 |
| 10~ | 19.6 | 22.5 | 20.0 | 22.1 |
| 11~ | 20.3 | 23.6 | 21.1 | 23.3 |
| 12~ | 21 | 24.7 | 21.9 | 24.5 |
| 13~ | 21.9 | 25.7 | 22.6 | 25.6 |
| 14~ | 22.6 | 26.4 | 23.0 | 26.3 |
| 15~ | 23.1 | 26.9 | 23.4 | 26.9 |
| 16~ | 23.5 | 27.4 | 23.7 | 27.4 |
| 17~ | 23.8 | 27.8 | 23.8 | 27.7 |
| 18~ | 24 | 28 | 24 | 28.0 |

## 3. 肥胖的危害有哪些

（1）对孩子的生理影响：肥胖儿童的血脂明显高于正常儿童，也更容易存在高胰岛素血症，增加了患糖尿病和代谢综合征的概率。肥胖儿童的体积大，会增加代谢总量和身体耗氧量，让心脏负担明显加重，血压也会随之升高。肥胖是诱发脂肪肝的重要因素之一，高血压及高血脂都是孩子患脂肪肝的危险因素，尤其是重度肥胖儿童。肥胖会导致孩子免疫力下降，相较而言更容易患感染性疾病。

（2）对孩子的心理影响：肥胖会影响孩子的心理健康，特别是女孩子，因为体形问题更容易遭遇同龄小朋友的言语、心理歧视，导致心理自卑、社交受挫。

（3）导致女孩子月经稀少：肥胖女孩由于下丘脑-垂体-卵巢轴功能紊乱，导致初潮后月经量减少或闭经，无排卵，长大的卵泡在卵巢皮质内形成多发囊肿性改变。患者肥胖、多毛、血浆黄体生成素和睾酮水平增高，B超示卵巢增大或多囊卵巢改变，临床称“多囊卵巢综合征”。因此，肥胖女孩如果出现月经紊乱，应该到医院做仔细检查，排除相关疾病。

# 4. 引起儿童肥胖的原因有哪些

（1）出生体重与学龄期肥胖相关吗：近年来的研究表明，低出生体重与高出生体重都可能是后天肥胖及代谢性疾病发生的危险因素。高出生体重儿由于在出生时就生成了大量的脂肪细胞，且脂肪细胞一旦形成则不会消失，为肥胖的产生奠定了基础，故胎儿期肥胖易形成学龄期乃至青春期肥胖。低出生体重儿由于胎儿期宫内营养不良或生长发育迟缓，出生后可能存在食欲亢进反应，即由于胎儿期的反馈调节，对摄入能量的利用率增高，出生后如果家长的喂养方式不当，就会增加儿童期发生肥胖的危险。

（2）遗传因素与肥胖相关吗：在成人，遗传因素对体重指数的影响估计达到 70%，而对年龄越小的人群来说，遗传因素的影响可能高于 77%。研究证实，到目前为止，有 8 个基因被证实与人类的单基因遗传肥胖症有关（LEP/ LEPR/ MC4R/ POMC/ PCSK1/ BDNF/ NTRK2/SIM1），而现在的全基因组的相关研究使得我们对多基因遗传背景导致肥胖有了更多的了解。至少有 5 个引起单基因肥胖的基因增加了多基因遗传肥胖的风险性。它们是 MC4R、POMC、PCSK1、BDNF 和 SIM1。

（3）长期看电视会造成肥胖吗：研究表明，儿童长期看电视不但容易造成近视，还易造成肥胖，因为看电视占用了大量的户外活动时间，而且久坐不动；其次，看电视的同时往往增加零食摄入。

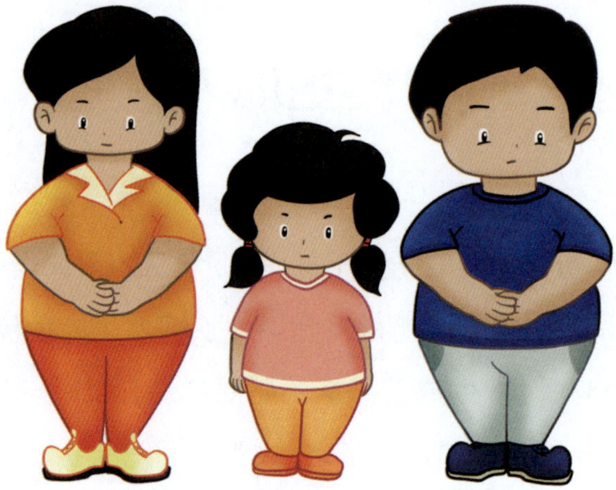

## 5. 肥胖需要就医吗

需要。如果孩子超重或肥胖，医生首先要判断是单纯性还是病理性肥胖。针对单纯性肥胖的儿童，儿童营养或儿童保健的医生会提供健康的减重指导，另外，一些药物和手术也可帮助减重。而对于病理性肥胖的儿童，则需要针对原发病规范治疗。

## 6. 如何护理肥胖的孩子

（1）饮食调节：孩子爱吃的零食如薯片、炸鸡腿、蛋糕等高能量高油脂食物应该少吃，可以用坚果、水果、酸奶等零食来替代。饮料也要节制，尽量多喝白开水。还可以用一些杂粮来替代部分主食，如番薯、玉米、南瓜、土豆等。肉则多选低脂的鱼虾肉。

烹饪要注意少油少糖。同时尽量多在家吃饭，自家做的饭菜会更注重健康。

一些体积大、饱腹感强但能量低的含粗纤维的蔬菜可以辅助减肥，其主要作用是其含有的纤维可以减少糖类的吸收和胰岛素的分泌，并且能促进胆固醇的排泄，还有一定的通便作用，如萝卜、胡萝卜、青菜、黄瓜、芹菜、西蓝花、番茄、莴苣、竹笋、冬瓜、苦瓜等。

肥胖儿童可以选择一些低能量、低糖、低升糖指数的水果，饭前吃一些可以增加饱腹感，这样吃饭就会少吃点。但要注意水果不能过量吃，更不能当饭吃，一般每天 200 克左右，如苹果、柳橙、葡萄柚、猕猴桃、草莓、梨等。

（2）运动管理：适量运动能促进脂肪分解，蛋白质合成，促进肌肉发育。可以选择一些既有效又易于坚持的运动，如跑步、爬楼梯、跳绳、游泳、健身操、街舞等。每周进行 5 次运动，每日进行 20 分钟以上中等及高强度运动，目标为 60 分钟。

## 7. 纠正肥胖认知误区

（1）胖胖的孩子会笨吗：错。他们行动可能相对迟钝，可是肥胖并不能说明智商高低。但是，肥胖的孩子往往不爱运动，睡眠质量差，心脑血管容易受影响，也就有可能导致注意力不集中、记忆力下降、思维减速减慢等。

（2）肥胖的男孩子阴茎会小吗：错。有很多肥胖的小孩子，因阴茎偏小偏短，家长常常误认为有性发育障碍。其实大部分是因为儿童肥胖，下腹及大腿内侧脂肪过多，有一半阴茎埋在厚厚的脂肪堆里之故，若仔细检查可见睾丸发育较好，并不存在性发育障碍。

**（3）规律运动后体重不降就是没效果吗**：错。运动可以使体内脂肪减少，肌肉增加，所以体重并不一定下降，而且，儿童处在生长发育阶段，身高体重本身就在逐渐地增加，体重不降也不能说明运动没有效果。必要时可以去医院检测体内脂肪及肌肉占体重的比例来确定是否属于减脂增肌。

（王国英　杨巾夏）

# 第七节 矮小

## 1. 如何知道孩子是否属于矮小

正常儿童身高的增长有一定的基本规律，不同年龄阶段生长速度不是匀速的，在出生后的前 2 年会大幅生长，然后生长会减慢，每年增长 5~7 厘米，直到进入青春期会在短时间内大幅生长，称为“生长突增”。

家长如果感觉孩子的身高比同龄人矮小，可到医院接受规范的评估。医护人员会测量孩子身高，然后与其他相同年龄和性别的孩子的标准身高相比较。如果比其他相同年龄和性别的孩子矮得多，则称为“身材矮小”。

## 2. 孩子身材矮小是否意味着患病

可能不是。许多身材矮小的儿童身体健康并未患病，可能原因有：

（1）父母一方或双方身材矮小。如果父母身材矮小，孩子很有可能也会身材矮小。

（2）比正常情况生长缓慢，称为“生长延迟”。这些儿童的生长突增比其他儿童晚，也常常稍晚于其他儿童进入青春期，但在成年时会长到正常身高。

（3）部分儿童在年幼时生长迅速，提早经历生长突增。他们暂时比同年龄的其他儿童更高，但随后长得并不高。

（4）没有特定原因，称为“特发性身材矮小”。这些儿童健康，但生长更缓慢，成年时较矮小。

（5）也有部分身材矮小的儿童确实患有疾病，可能的问题有：

1）极度消瘦；

2）累及消化系统、心脏、肺部、肾脏或血液的长期疾病；

3）先天性问题，由基因异常导致；

4）“生长激素缺乏症”——患者体内的生长激素过少。生长激素由脑基底部的“垂体”所产生。患儿需要生长激素实现正常生长。

## 3. 矮小儿童可能需要做哪些检查

医护人员会对孩子进行全身体格检查，并询问孩子父母及兄弟姐妹的生长情况和身高。相关血液检测查找病因，也可判断是否存在生长激素缺乏。X 线检查单侧手和手腕，进行骨龄判断，有助于估测未来身高。

## 4. 矮小儿童需要治疗吗

这取决于身材矮小的原因。如果是生长激素缺乏症，可以采用生长激素治疗。

生长激素是一种肽类激素，主要生理作用是对人体各种组织尤其是蛋白质有促进合成作用，能刺激骨关节软骨和骨骺软骨生长。可以治疗生长激素缺乏引起的矮小症，有时也可以治疗因某些长期疾病而未正常生长的儿童，在治疗剂量下是比较安全的。通常需持续多年每日注射 1 次生长激素，医护人员会教会家长如何给孩子注射。使用生长激素的儿童通常需要定期复查血液检测。

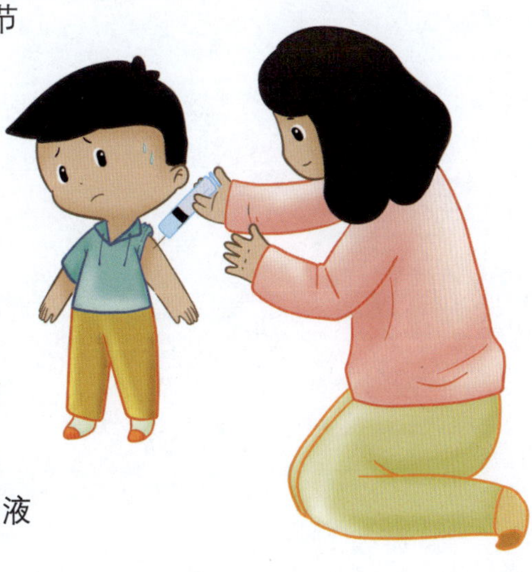

# 5. 生活中如何帮助孩子长高

（1）饮食多样化：确保孩子的饮食中蛋白质的摄入，例如虾、鸡蛋、牛奶、牛肉等。提供多种食物，色香味俱全，营养均衡，不挑食。

（2）多晒太阳：增加户外玩耍的时间（每天户外活动时间不少于2小时），让孩子在阳光下活动，有助于促进身体里钙的吸收，有助于长身高。

（3）合理运动：首选需要跳跃的运动，如篮球、羽毛球、跳绳等，不仅锻炼心肺功能，还可以拉伸腿部和脊柱。

（4）合理安排作息：保证充足的睡眠，不熬夜，生长激素在夜晚的11:00—凌晨1:00，早上5:00—7:00会迎来分泌高峰期。在这两个时间段处于深睡眠，身高速度增长得最快。

（王娅芸　杨巾夏）

# 第八节 皮疹

## 1. 儿童皮疹是怎么引起的

皮疹是儿童常见的皮肤问题，皮疹产生的原因多种多样，病毒、细菌、真菌等感染是常见的诱因，这些病原体一旦侵入皮肤或黏膜细胞，便可破坏皮肤屏障，导致皮疹的出现。另外，过敏原如药物、食物等进入体内后，会触发免疫系统的过敏反应，进而引发皮疹。有些儿童由于自身免疫系统的异常，产生炎症反应，从而引发皮疹。总之，皮疹的出现为医生提供了诊断疾病的重要线索，对于准确判断病情和制定相应的治疗方案具有重要意义。

## 2. 如何初步识别各种皮疹

常见皮疹有斑疹、丘疹、斑丘疹、斑块、风团、水疱、大疱、结节、囊肿等。

**斑疹**：皮肤颜色发红，扁平且直径 <1 厘米，不凸出皮面也不凹陷。

**丘疹**：皮肤隆起且直径 <1 厘米伴有皮肤颜色改变。

**斑丘疹**：形态介于斑疹与丘疹之间。

**斑块**：直径 >1 厘米且可触及，为丘疹扩大或较多丘疹融合而成。

**风团**：真皮浅层水肿引起的暂时性、隆起性皮损（呈红色或苍白色，周围常有红晕，皮损发生快，此起彼伏，数小时消退，消退后多不留痕迹，常伴有瘙痒）。

**水疱和大疱**：明显的、高于皮肤的皮损，内含液体，直径≤1 厘米为水疱，直径 >1 厘米称大疱。

**结节**：可隆起于皮肤也可不隆起，圆形、椭圆形或不规则形；可吸收消退、亦可破溃成溃疡，愈合形成瘢痕。

**囊肿**：具有囊腔结构、内含有液体或细胞成分的囊性皮损。

## 3. 哪些皮疹是有传染性的

小儿常见出疹的感染性疾病有：水痘、麻疹、手足口病、猩红热、幼儿急疹等，其中前面四种疾病具有一定传染性，而幼儿急疹不是传染病。

**水痘**：皮肤黏膜相继出现和同时存在斑疹、丘疹、疱疹和结痂等各类皮疹，伴明显痒感。首发于头、面、躯干，继而扩散到四肢。

**麻疹**：发热3~4天后出疹，出疹前1~2天口腔颊黏膜上出现较多灰白色小点点，周围有红晕。全身皮疹为红色斑丘疹，疹间皮肤正常，可融合成片。出疹顺序：耳后、发际，渐及额、面、颈、躯干、四肢，最后达手掌足底。疹退后遗留色素沉着伴糠麸样脱屑。

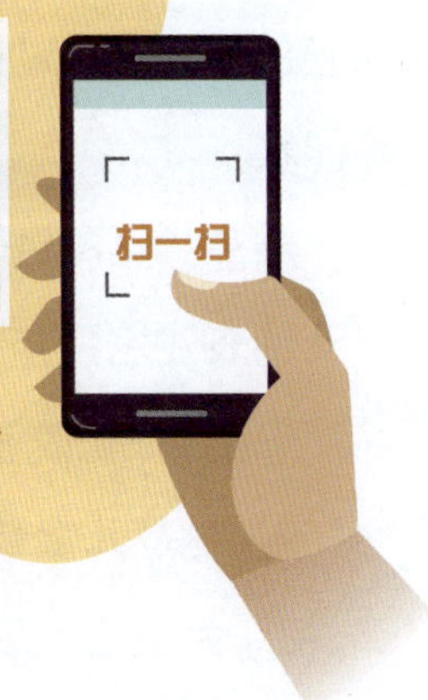


扫码观看视频，
手足口病知多少

**手足口病**：手、足、口、臀等部位出现丘疹、斑丘疹、疱疹，周围有炎性红晕，疱疹内液体较少。

**猩红热**：皮疹始于头、颈部，并可扩散至躯干、四肢，皮疹特点为皮肤弥漫充血，均匀分布粟粒大小丘疹，压之褪色，呈鸡皮样，触之有砂纸感，全身皮肤均可受累，疹退后伴脱皮。

**幼儿急疹**：主要见于婴幼儿，高热3~5天，热退疹出。皮疹为红色斑丘疹，散在分布，少数融合成斑片，从颈部、躯干开始，1日内迅速散布全身，再经过1~2天皮疹消退，不脱屑，无色素沉着。

## 4. 哪些皮疹没有传染性

有些常见的非感染性疾病也会出疹子，如特应性皮炎、荨麻疹、痱子、湿疹等。

**特应性皮炎**：特应性皮炎在不同年龄阶段有不同特点。婴儿期：为水肿性红斑伴有渗出和结痂，多分布于两颊、额部和头皮，后逐渐蔓延至躯干和四肢伸侧。儿童期：为暗红色斑片，表面粗糙覆有鳞屑，皮纹加深增宽，有明显苔藓样变，皮疹多分布在面部、颈部、肘窝、腘窝和小腿伸侧。

**荨麻疹**：先觉皮肤瘙痒，随后出现大小不等、形态不一的风团块，呈红色或苍白色。常因过敏引起，可以在任何部位发生，严重时可能伴有呼吸困难等症状。

**痱子**：为红色丘疹、丘疱疹、散发或簇集的直径 1~2 毫米或更大的内含清液的表浅水疱疹。痱子是因为汗液不能及时蒸发而引起的一种皮肤病，好发于头部、颈部、胸部或皮肤相互摩擦的部位（如腋窝）。

**湿疹**：是儿童最常见的皮肤问题之一。婴儿多见于头面部、双颊、头顶部，初期为小红丘疹或红斑，后可见小水疱、黄白色鳞屑及痂皮；儿童皮疹较大、较隆起的棕红色丘疹，表面粗糙，好发于腋窝、肘窝、颈部、腕部等。

## 5. 哪些情况需要及时就医

**（1）皮疹未明确诊断时需要及时就诊**：孩子出现皮疹，多是由于传染病、皮肤病、药物及其他物质所致的过敏反应，所以孩子皮疹初期建议及时去医院就诊明确病因，医生可能会开一些检查项目如血常规、人体炎症指标 C 反应蛋白或降钙素原、尿常规、咽拭子、肛拭子、过敏原测试等查找病因。对于明确诊断后的皮疹，无特殊病情变化，可居家护理。

**（2）发生病情变化时需要及时就医**：皮疹部位出现红肿、渗出、瘙痒等症状持续加重；伴有高热不退、寒战、头痛、恶心、呕吐等不适；出现精神萎靡、烦躁不安、疼痛难忍、长时间不肯进食、小便明显减少、面色苍白、皮肤发花；出现咳嗽、呼吸困难、胸闷、胸痛等。

# 6. 如何居家护理出疹的儿童

（1）部分出疹儿童具有传染性，如水痘、麻疹、手足口病、猩红热等，要注意尽可能与家人保持隔离，以免传染给他人。

（2）保持空气流通，经常开窗通风，每天至少 2 次，每次 30 分钟。保持室温在 18~22℃为宜，湿度在 50%~60%，适宜的温湿度有利于缓解皮肤干燥和瘙痒。

（3）清洁皮肤时避免使用含有化学成分的肥皂和沐浴露，这些可能会刺激皮疹并加剧瘙痒感。清洗时，手法要轻柔，确保不使皮疹破损，因为破损的皮疹更容易继发感染。

（4）给孩子穿着宽松、透气、柔软的衣物，减少汗液积聚刺激皮肤。及时更换潮湿或有污渍的衣服、床单和被套，确保干爽、清洁的皮肤环境。

（5）剪短孩子的指甲，可以给小婴儿戴上手套，既能保护他们的手部，又能防止抓破皮肤。

（6）按照医嘱配药使用，不要药店随意购买激素类外用药。

（7）让孩子远离可能引起皮疹加重的因素，如强烈的阳光、化学物质、尘螨、某些植物、动物皮毛等。

（8）当皮疹开始结痂或皮肤脱皮时，应待自然脱落，看护好孩子不要自行剥离，引起皮肤损伤和感染的风险。

（张 未　宦璐璐）

# 第二章

# 呼吸系统疾病篇

# 第一节 普通感冒

## 1. 普通感冒有哪些症状表现

普通感冒通常由病毒引起，也称之为“病毒性上呼吸道感染”，常表现为：打喷嚏、咳嗽、鼻塞、流鼻涕、咽痛、胸闷，病毒存在于口、鼻腔、咽部或气道，从而导致感冒症状。儿童普通感冒可能导致发热，成人感冒时通常不发热。成人感冒通常持续 3~7 日，儿童则可持续 10 日，部分患者症状可长达 2 周。大多数普通感冒都能好转且不遗留持续性问题，但感冒仍令人感到不适。

## 2. 如何判断是普通感冒还是其他疾病

有时难以判断是感冒还是其他问题，因为一些感冒症状也可由其他疾病引起，如新型冠状病毒感染、流感或链球菌性咽炎，可以通过一些线索帮助分析。

新冠病毒感染开始时往往与感冒非常相似，也可能会引起发热。若有感冒症状且身边有新型冠状病毒感染的患者，则应进行新冠抗原检测或核酸检测。

与普通感冒相比，流行性感冒更容易引起发热、身体酸痛和极度疲劳。

链球菌性咽炎常引起严重咽痛，还可引起发热和颈部腺体肿胀。链球菌性咽炎患者通常没有鼻塞、咳嗽等其他症状。

如果认为自己可能患有普通感冒以外的疾病，请联系医务人员询问处理方法。

## 3. 儿童感冒要吃消炎药吗

普通感冒通常由病毒引起，一般会自行好转，不需要治疗。使用抗生素无效。

青少年或者成人可尝试用非处方类的咳嗽和感冒药，这些药物可有助于改善症状，但不会治愈感冒，也无助于更快恢复健康。

6 岁以下孩子不应自行使用感冒药，这些药物对幼儿可能不安全。

## 4. 如何缓解感冒症状

（1）充分休息。

（2）多喝水、果汁或清淡的汤汁，以弥补流鼻涕或发热出汗造成的液体损失，并可帮助减轻咽痛。多补充一些富含维生素 C 的食物，清淡饮食，少食多餐；

（3）避免吸烟，远离二手烟。

（4）保持皮肤与口腔清洁，防止继发感染。

（5）鼻塞、流涕的护理：可以使用生理盐水或海盐水喷鼻、洗鼻；可使用婴儿吸鼻器；也可以尝试按摩鼻翼两侧，温毛巾鼻部热敷等。

## 5. 哪些情况需要及时就医

某些情况下感冒会引起更严重的问题，比如：耳部感染、哮喘症状恶化、鼻窦感染、肺炎或支气管炎等，发生以下情况需就医治疗：

（1）丧失味觉或嗅觉，或不愿进食平时食用的食物；

（2）严重咽痛；

（3）长时间拒绝饮用任何东西；

（4）年龄不足 4 月龄；

（5）发热且行为反常；

(6) 咳嗽持续超过 2 周且无好转或加重；

(7) 鼻塞或流鼻涕加重或 10 日后未见改善；

(8) 眼睛发红或分泌黄色黏稠物；

(9) 耳部疼痛、拉拽耳朵或有耳部感染的其他征象。

## 6. 如何预防感冒

**(1) 正确佩戴口罩**：感冒者尽量不去人多的公共场所，若确实需要进入公共场所或与其他人员接触时应佩戴合适的口罩，保持社交距离，以减少呼吸道病原体传播给他人的风险。

**(2) 做好手卫生**：手卫生是防止呼吸道病毒感染接触传播的主要措施。勤用洗手液和流动水洗手，或使用含酒精的速干手消毒剂进行手部消毒。特别是在接触公共物品或进食前后，务必注意手卫生。尽量减少公共区域接触，如电梯按钮、扶手等，如必须接触时，应加强手卫生或使用纸巾或手套接触等。

**(3) 注意咳嗽和打喷嚏礼仪**：当咳嗽或打喷嚏时，应用纸巾或肘部遮住口鼻，或用口罩遮挡，避免飞沫传播。用过的纸巾马上扔掉，使用手遮挡咳嗽后及时使用肥皂水洗手。

**(4) 清洁和消毒物体表面**：引起普通感冒的病菌可在桌子、门把手和其他表面上存活至少 2 小时。非医疗环境的物体表面以清洁为主，消毒为辅；清洁顺序遵循从净到脏、从高到低。

（王 红　闻 芳）

# 第二节 流行性感冒

## 1. 如何判断儿童得了流感

（1）什么是流感：流行性感冒（简称“流感“）是由流感病毒感染引起的，可导致发热、咳嗽、身体酸痛等症状；具有传染性强、传播速度快等特点。流感每年呈季节性流行，冬季是流感等呼吸道传染病的高发季节。

流感可以分为甲乙丙丁四型，2023 年在儿童中主要流行的是“甲型”和“乙型”。丙型流感病毒多以散发病例形式出现，丁型流感病毒主要感染猪、牛等，尚未发现感染人。

（2）流感常见的症状有哪些：儿童流感多突然起病，主要症状为发热，部分儿童体温可达 39~40℃，可有畏寒、寒战，多伴头痛、全身肌肉酸痛、乏力、食欲减退等全身症状；可以同时伴有咳嗽、咽痛、流涕或鼻塞等呼吸道症状；少数儿童也可以出现恶心、呕吐、腹泻等消化道症状，常见于乙型流感。

（3）流感会带来危险吗：有可能，大多数患儿可自行康复而不留后遗症，但部分高危人群有可能病情加重，下列儿童患流感后易出现严重病情：

1）<5 岁的幼儿，尤其是 <2 岁的婴幼儿；

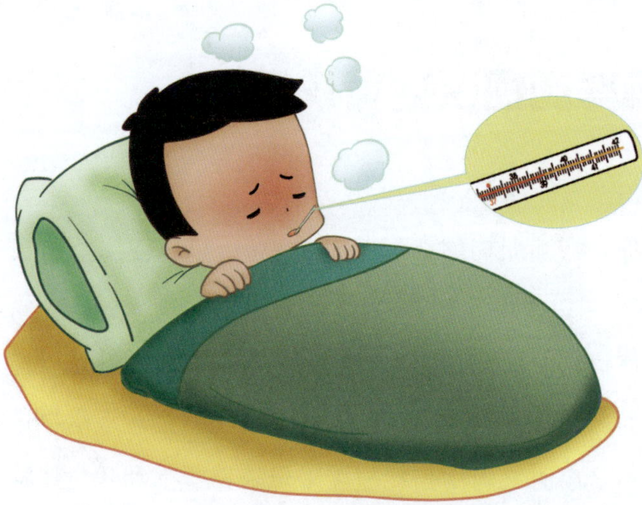

2）慢性基础性疾病患儿或免疫力低下的人群；

3）肥胖者。

若您的孩子符合上述条件，请告知医护人员，以便确定是否需要治疗。

（4）流感是如何传播的

1）传染源：有症状的流感病毒感染者和无症状的流感病毒携带者是主要传染源。常见潜伏期为 1~4 天（平均为 2 天），从潜伏期到发病的急性期均有传染性。排毒期一般持续 5 天（3~8 天）。儿童经常将流感病毒传给家庭成员，或作为传染源带入学校和社区，是需要重点关注的人群。

2）传播途径：流感病毒主要通过打喷嚏和咳嗽等飞沫传播为主，也可经口腔、鼻腔、眼睛等黏膜直接或间接接触传播。接触被病毒污染的物品也可能引起感染。在人群密集且密闭或通风不良的房间内，还可能通过气溶胶传播。

（5）流感需要做哪些检查：大多数情况下医生可以根据症状判断是否为流感，如果需要明确病原学可通过鼻咽拭子进行流感病毒抗原检测或核酸检测。流感引发其他问题时，医生可能会建议做一些辅助检查，比如血常规、胸片。

## 2. 哪些药可以治疗流感

对症治疗：发热、肌肉酸痛和头痛的患儿，可以使用解热镇痛药如布洛芬制剂；咽痛者可给予温凉饮食，含服咽喉片。

抗病毒治疗：大部分流感为自限性，1 周左右自行好转。但对于病情较重的儿童，或者有基础疾病的儿童，应该在医生的指导下尽早进行抗病毒药物治疗，发病 48 小时之内用药能显著降低流感重症和死亡风险。目前治疗药物：①神经氨酸酶抑制剂，如奥司他韦、帕拉米韦和扎那米韦；②RNA 聚合酶抑制剂，如玛巴洛沙韦（5 岁以上儿童可用）；③血凝素抑制剂，如阿比多尔（6 岁以上儿童可用）。

中成药治疗：一些清热解毒的中成药可以缓解症状，促进康复，如小柴胡冲剂、维 C 银翘片等。

## 3. 哪些情况需要及时就医

出现以下情况应及时就医：

（1）持续高热 >3 天，伴有剧烈咳嗽，咳脓痰、血痰，胸痛；

（2）严重呕吐、腹泻，出现脱水表现；

（3）发热伴皮疹；

（4）呼吸加快或呼吸困难；

（5）皮肤变蓝或变紫；

（6）反应迟钝、无法唤醒或缺乏互动；

(7) 情绪不好，不愿让人抱；

(8) 躁动、惊厥；

(9) 流感缓解后又出现发热或咳嗽；

(10) 原有基础疾病明显加重。

## 4. 如何做好居家照护

(1) 手卫生是减少人与人之间流感传播的最重要措施。接触呼吸道分泌物或受污染的表面后，应使用皂液进行流动水洗手。

(2) 注重“咳嗽礼仪”，咳嗽、打喷嚏时用干净的手绢或纸巾，或衣袖遮盖口鼻。使用纸巾清除呼吸道分泌物，并将其丢弃在废物处理箱中。

(3) 充分休息，多饮水，饮食应易于消化和富有营养。定时开窗通风，保持室内空气流通。定时清洁地面，保持地面干爽。

(4) 家庭成员尤其是老人和婴幼儿尽量避免与患者相互接触，保持一定的社交距离，戴口罩可以在一定程度上降低传播风险。

(5) 患儿使用过的物品以及生活的房间环境，每日可用含氯消毒液如巴氏消毒液进行消毒，擦手巾至少每日彻底清洗一次，患者产生的垃圾应视为有传染性，需扎紧垃圾袋并及时清理。

(6) 做好自我健康监测，有症状及时报告学校，不带病到校，居家休息至热退后满 48 小时，身体无不适方可复学。

## 5. 如何预防流感

### （1）需要接种流感疫苗吗

1）流感疫苗作用：流感疫苗可以一定程度预防流感，还能预防患流感后出现严重病情。现有的流感疫苗只可预防季节性流感，对禽流感无效。

2）流感疫苗选择：目前我国批准上市的流感疫苗主要有三类，分别是：

三价灭活疫苗（IIV3）包含两个 A 型（甲型）流感毒株（HIN1、H3N2）及 1 个 BV 型（乙型的 Victoria）毒株，共计 3 个抗原，适用于≥6 月龄且无禁忌证的人群。

四价灭活疫苗（IIV4）包含三价疫苗中的三个毒株，再加一个 BY 型（乙型的 Yamagata）毒株，共计 4 个抗原，适用于≥3 岁人群。

三价减毒活疫苗（LAIV3）：鼻腔接种后可在鼻咽部复制的减毒流感病毒，适用于 3~17 岁人群。各类疫苗的预防效果相近，无优先推荐，但适合人群有所差异。

3）流感疫苗接种：通常接种流感疫苗 2~4 周后，可产生具有保护水平的抗体，6~8 个月后抗体滴度开始衰减，且流感病毒每年都在发生变异，因此不管上一年是否接种流感疫苗，在每年流感季来临前仍需要再次接种，9~11 月份是接种流感疫苗的最佳时机。

4）接种后可能出现的不良反应：接种部位疼痛肿胀、有硬结是常见的疫苗反应，这并不会影响免疫效果，并且这些症状会在几天之内得到缓解。有一部分人接种流感疫苗后会出现疲惫、发热等类似感冒的反应，这也属于正常的免疫反应，一般 1~2 天症状即可消失。

5）不宜进行流感疫苗接种的情况：对疫苗成分过敏不能接种；慢性病急性发作或感染急性传染病等情况暂时不能接种。

**(2)哪些情况下可以采用药物预防:**在流感暴发时,有些不能采用疫苗接种的人群和特定重点儿童人群推荐采用药物预防,如在医生指导下口服奥司他韦。抗病毒药物预防可用于暴露前或暴露后预防,并可帮助控制某些人群中的疫情。

1)暴露前预防是指在流感流行季节,以下儿童需要进行药物预防:无法接种流感疫苗、疫苗短缺或疫苗效果不佳;发生流感相关并发症的风险非常高;社区发现流感病例,尚未接种流感疫苗者;流感流行毒株与疫苗毒株不匹配,为已接种流感疫苗的高危儿童进行用药预防。

2)暴露后预防是指以下儿童需要药物预防:未接种疫苗但是有家庭等暴露;接种疫苗 2 周内接触流感患者。

(周敏萍)

# 第三节 急性扁桃体炎

## 1. 什么是急性扁桃体炎

急性扁桃体炎是腭扁桃体的一种非特异性急性炎症，常继发于上呼吸道感染，并伴有程度不等的咽部黏膜和淋巴组织的急性炎症。在季节交替、气温变化时易发病，主要是空气飞沫传播。

## 2. 什么原因可能引起急性扁桃体炎

（1）感染：包括细菌、病毒感染或继发于某些急性传染病，最常见的是乙型溶血性链球菌，同时还包括流感病毒、副流感病毒等。

（2）免疫因素：在人体免疫力低下时可能诱发感染，如淋雨、过度劳累等。

## 3. 急性扁桃体炎有哪些表现

（1）咽痛：咽痛是最常见的局部症状，起初可表现为单侧咽痛，继而发展为双侧咽痛，吞咽及咳嗽时疼痛加重，疼痛可向同侧耳部放射。

（2）呼吸困难：常发生于儿童，因儿童气道狭窄，肿大的扁桃体可能堵塞气道，影响儿童睡眠，可表现为睡觉时打鼾或憋醒。

（3）发热：体温可高达 39~40℃，伴有寒战，头痛，浑身乏力，四肢酸痛，可持续 3~5 天。

（4）扁桃体红肿，伴或不伴有脓点。扁桃体肿大程度可分为Ⅰ度至Ⅲ度，Ⅰ度肿大指的是扁桃体超过舌腭弓（即扁桃体窝的前壁黏膜），但不超过咽腭弓（即扁桃体窝的后壁黏膜）；Ⅱ度肿大指的是扁桃体超出咽腭弓，但未达到咽后壁的中线；Ⅲ度肿大指的是扁桃体肿大达到咽后壁的中线。

## 4. 急性扁桃体炎如何治疗

（1）一般治疗：保证充足的休息，远离诱因，居室温湿度适宜。

（2）抗生素治疗：对细菌感染的儿童，可根据药敏试验结果选择相应的抗生素，足量使用，用足疗程，尽早杀灭病原体。对病毒感染的儿童，抗生素无效。

（3）对症治疗：高热者可用解热镇痛药物，如布洛芬等。

（4）手术治疗：对已成形的扁桃体脓肿可切开引流，对反复发作急性扁桃体炎或脓肿切开引流术后两周者可在炎症控制后手术切除扁桃体。

## 5. 如何做好居家护理

（1）缓和性饮食：给孩子易吞咽的饮食，如果汁、菜汤、米粥、烂面条，或让其吮吸棒冰。孩子可能因咽痛抗拒饮食，但需确保充足饮水，可让其试饮不同的温热饮料或冷饮。

（2）缓解咽痛：对乙酰氨基酚或布洛芬可缓解咽痛，剂量根据患儿体重确定，详细咨询医生。

（3）加湿空气：冷雾加湿器可以保持空气湿润，辅助缓解咽痛。

（4）不吸烟：不让任何人在孩子身边吸烟，否则会刺激咽部。

（5）其他措施：4~5 岁以上的儿童可吸吮硬糖果或棒棒糖，6~8 岁以上的儿童可用温盐水含漱。

## 6. 哪些情况需紧急就医

发现以下情况请前往医院就诊：

（1）呼吸或吞咽困难；

（2）流口水显著增多；

（3）颈部僵硬或肿胀；

（4）进食或饮水不足造成脱水；

（5）无法完全张口；

（6）出现红色皮疹。

（周敏萍）

# 第四节 肺炎

## 1. 感冒会转变成肺炎吗

肺炎是一种肺部感染，多数由细菌或病毒引起，也可能由于吸入异物或过敏引起，并导致儿童咳嗽、发热、呼吸急促或呼吸困难（出现“三凹征”，主要表现为患儿在吸气时出现胸骨上窝、锁骨上窝、肋间隙这三个部位的明显凹陷）、严重时还会引起神经、消化或心血管系统的病变，尤其对于年幼儿童，可能带来生命危险。肺炎一年四季均可发病，以冬、春寒冷季节及气候骤变时多见。

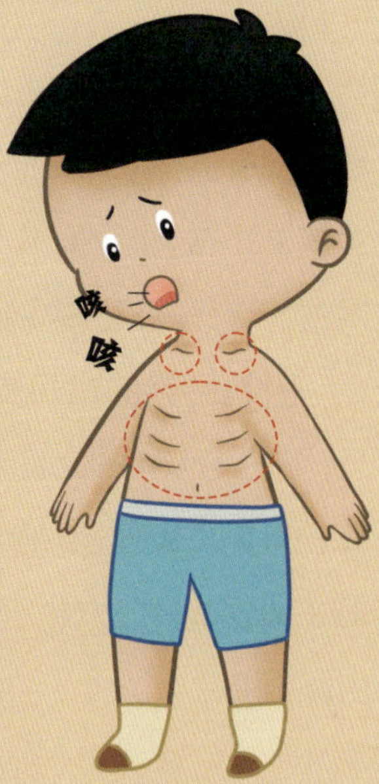


肺炎多由急性上呼吸道感染或支气管炎向下蔓延导致。医生一般通过孩子的症状、听诊及胸部 X 线检查诊断肺炎。

# 2. 小儿肺炎会传染吗

如果是细菌、病毒或支原体等病原体感染引起的肺炎，会通过呼吸道传播，比如空气传播、飞沫传播和气溶胶传播，也可通过接触传播，因此如果不注意呼吸道隔离和个人卫生是很容易发生交叉感染。

引起肺炎的最常见细菌是肺炎链球菌，一般起病急，常表现为高热、寒战、咳嗽咳痰且痰呈铁锈色、胸痛等。

**引起肺炎的常见病毒有：**呼吸道合胞病毒、腺病毒、偏肺病毒、鼻病毒等。

**呼吸道合胞病毒：**是导致5岁以下儿童肺炎重要的病毒，传染力强，可通过飞沫和密切接触传播，或经污染的手和物体表面传播。婴幼儿（3岁以下）发病初期以鼻塞、流涕为主要表现，随之出现咳嗽、喘息，低至中度发热。

**腺病毒：**主要是通过飞沫传播、接触传播及粪口途径传播，传染性强，病程初期有高热（≥39℃）且不易退热，伴有咳嗽、喘息，轻症一般1周左右体温恢复正常，少数发展为重症，高热可持续2~4周，发病后3~5天出现呼吸困难，伴有面色苍白或发灰、精神萎靡或烦躁，甚至危及生命。

**引起肺炎的常见支原体有肺炎支原体：**经飞沫传播，本病为年长儿多见，婴幼儿也有一定发病率。发热以中高热为主，可伴有畏寒、寒战，刺激性咳嗽为突出表现，婴幼儿以喘息表现多见，部分患儿有多系统受累。本病胸部X线检查：①以肺门阴影增重为主；②支气管肺炎；③间质性肺炎；④均一的肺实变。

## 3. 哪些情况需要就医

家长如果认为孩子可能患上肺炎，请立即到医院就诊。

如果孩子出现以下情况，请呼叫救护车：

（1）呼吸停止；

（2）身体开始发紫或非常苍白；

（3）对外界反应差或难以叫醒；

（4）烦躁无法安抚；

（5）服用退热药后仍高热不退；

（6）咯血；

（7）呼吸非常困难：年龄较小的儿童或婴儿可能会出现“三凹征”，年龄较大的儿童可能会主诉难以呼吸，或说话困难。

## 4. 一般需要做哪些检查

（1）外周血检查：①血细胞检查：病毒性肺炎白细胞总数大多正常或降低；细菌性肺炎白细胞总数及中性粒细胞增高；②C 反应蛋白：细菌感染时，血清 CRP 浓度增高，而非细菌感染时则升高不明显。

（2）痰液病原学检查：可做病毒分离和细菌培养，以明确是哪种病原体，协助做病原诊断。

（3）胸部 X 线检查或 CT 检查：明确肺部炎症的部位及程度。

## 5. 肺炎宝宝能不能定时吸痰

对于痰多无力咳嗽的宝宝必要时可以吸痰以保持呼吸道通畅，但是吸痰可能会造成呼吸道黏膜的损伤，所以痰不多能自行咳嗽的宝宝，尽量让宝宝通过咳嗽的方式自行排出痰液，医生会根据病情使用一些化痰的药物、雾化吸入、翻身拍背等方式促进痰液的排出。

## 6. 如何做好肺炎儿童的生活护理

（1）良好的卫生习惯：勤洗手、避免与患有呼吸道疾病的人密切接触，咳嗽和打喷嚏时用纸巾捂住口鼻等，都是减少传播病原体的重要方法。

（2）健康的生活方式：保持安静、整洁的环境，定时开窗通风，温湿度适宜（温度为 18~22℃，湿度为 50%~60%），保持充足的睡眠；给予易消化、营养丰富的饮食，少量多餐，补充足够的水分。

（3）基础护理：婴幼儿自身抵抗力低可能会伴有腹泻、鹅口疮等，需做好臀部皮肤及口腔清洁。

（4）保持呼吸道通畅：及时清除口鼻腔分泌物，可使用家庭式吸鼻器吸痰以保持呼吸道通畅。协助宝宝经常转换体位，翻身拍背，防止肺不张。

（5）遵医嘱按时用药：抗生素治疗的孩子要用足疗程，不能病情稍有好转就随意停药，否则会病情迁延，而且容易导致细菌耐药。

（6）观察有无病情变化：出现意识、精神状态、面色、呼吸、咳嗽、体温等异常，及时与医生联系。

## 7. 接种了肺炎疫苗还会得肺炎吗

对于有基础病或抵抗力低下的特定人群，建议接种肺炎链球菌疫苗，以降低肺炎的风险。目前国内使用的肺炎疫苗是 13 价和 23 价肺炎疫苗。肺炎疫苗的主要成分，是经过提纯的肺炎球菌荚膜多糖。13 价肺炎疫苗和 23 价肺炎疫苗，能够预防大部分由肺炎球菌引起的肺炎。

但导致肺炎的还有其他的一些病原体，包括各种病毒、真菌、肺炎支原体等，因此接种了肺炎疫苗仍然有患肺炎的可能。需要注意做好日常的防护，保持环境卫生、勤洗手、均衡营养、体育锻炼、增强抵抗力。

（周敏萍）

# 第五节 哮喘

## 1. 小孩也会得哮喘吗

是的。哮喘的发生离不开遗传和环境这两个主要因素的影响。其中遗传因素中，如果父母或近亲有过敏性疾病/哮喘的孩子更容易患哮喘，环境因素中有过敏性诱发因素（如尘螨、食物、霉菌、蟑螂、花粉、动物毛皮屑及排泄物等）和非过敏性诱发因素如剧烈运动、情绪激动、呼吸道感染、冷空气等。有以下表现的孩子哮喘的危险性也会增加：肥胖、湿疹、过敏性鼻炎、鼻窦炎、胃食管反流等。

哮喘症状可轻可重、反复出现，由于气道炎症、气流受阻或支气管痉挛、气道型肿胀、慢性黏液栓形成、气道重塑。哮喘主要症状：气急，喘鸣，咳嗽，胸部压迫感，呼吸困难。多发生在夜间或清晨，或剧烈运动时。若哮喘突然发作，呼吸困难不缓解会造成人体严重缺氧而危及生命。

## 2. 诊断哮喘需要做哪些检查

医生除了询问当前病情还会进行相应检查，最主要目的是了解过敏原及当前肺功能。

（1）过敏原点刺试验：将少量高度纯化的致敏原液体滴于受试者前臂，再用点刺针轻轻刺入皮肤表层，如受试者对该过敏原过敏，则会于10分钟内在点刺部位出现类似蚊虫叮咬的红肿块，出现痒感，或者颜色上有所改变。过敏原点刺能查出吸入性过敏原有：屋尘螨、粉尘螨、狗毛、猫毛、蚕丝、蟑螂、霉菌、梧桐粉、花粉、棉絮、香烟、艾蒿、豚草等；食物性过敏原有：鱼、芒果、虾、鸡蛋、牛奶、花生等。

（2）血液过敏原检测：采集患者血液进行体外检测，最常用的是过敏原特异性IgE检测，可快速筛选致敏谱，且无不良反应风险。

（3）普通肺功能检测：适合5岁以上患儿。测试前30分钟避免哭闹或剧烈运动；保持用嘴呼吸气；紧含口嘴不漏气；配合口令呼吸气；最大力呼吸气。

（4）支气管舒张试验：试验前医生会详细询问病史，特别是有无对所使用的支气管舒张剂的过敏史或禁忌证等，同时注意试验前停止口服或吸入短效支气管扩张剂至少6小时，停止口服液或吸入长效支气管扩张剂至少12小时（关于停药时间每个医院的标准有所不同，具体以所诊查的医院要求为准）。

（5）支气管激发试验：激发试验一般都要提前去肺功能室预约，并在试验前停用支气管扩张剂2~3天。试验前医生详细了解病史，并进行体格检查，排除所有支气管激发试验的禁忌证，然后进行操作。

## 3. 如何治疗哮喘

（1）常规治疗：哮喘是一种慢性气道炎症性疾病，其本质是气道高反应性，哮喘患者至少使用3~4个月哮喘控制药物才能达到最佳疗效，并且此后不能自行减药、停药，应该遵从医生指示，逐步减药至停药，当使用低剂量的吸入激素维持哮喘控制1年以上，没有恶化及复发，才考虑停药。

（2）脱敏治疗：脱敏治疗是唯一可能根治过敏性疾病的对因治疗方法，将过敏原制成不同浓度的制剂，经过由小到大递增给药，从而提高患者对此类变应原的耐受性，最终达到控制或减轻过敏症状的一种治疗方法。

目前脱敏治疗主要针对尘螨过敏两级及以上，有明显鼻炎或者哮喘的症状，并且肺功能和一氧化碳呼气试验正常才能应用。

皮下脱敏：通过皮下注射过敏原制剂进行脱敏，脱敏效果较好。适合5岁以上儿童。

舌下脱敏：将过敏原疫苗含在舌下1~2分钟，不良反应少，方便安全。适合4岁以上儿童。

（3）单克隆抗体生物治疗：我国目前批准上市治疗哮喘的单克隆抗体（单抗）生物制剂仅有抗IgE单抗（奥马珠单抗），适用人群需遵循医嘱。

## 4. 哮喘突然发作时如何紧急处理

（1）首先判断哮喘急性发作时严重程度的分级

轻度：患者走路或走楼梯时出现呼吸跟不上，可以平躺着呼吸，说话不会断断续续，精神状态正常。

中度：患者进行一点点的活动之后出现呼吸跟不上，需要坐着才能呼吸，说话不连贯，稍有焦躁。

重度：坐着也能明显感到呼吸跟不上，只能坐着呼吸，说话只能一个字或一个词，精神状态差。

危重：不能说话，意识模糊。

（2）其次避开过敏原。

（3）让孩子端坐卧位或者半卧位休息，并做好情绪安抚。

（4）紧急使用抗炎平喘药

1）如果家中具备雾化器和雾化吸入药物，应尽快予以雾化吸入。如体重≤20 千克：沙丁胺醇或特布他林（每次 2.5 毫克）+ 异丙托溴铵（每次 250 微克）+ 布地奈德（每次 1 毫克）；体重 >20 千克：沙丁胺醇或特布他林（每次 5 毫克）+ 异丙托溴铵（每次 500 微克）+ 布地奈德（每次 1 毫克）。3 种药物置于同一雾化药杯同时雾化。如果病情需要，第 1 小时可每 20 分钟雾化 1 次，最多连用 3 次，后续依据症状改善情况可间隔 1~4 小时重复吸入给药，直至就诊后遵医嘱用药。

2）如果无雾化器，可选用沙丁胺醇压力定量气雾剂（100 微克/喷）经储雾罐吸入（≤5 岁儿童经连接面罩的储雾罐吸入，较大儿童可口含储雾罐口含器经口吸入），每次按压 1 喷药物，连用 4~10 喷（<6 岁患儿 3~6 喷）。用药频次和间隔时间与雾化吸入方法相同。使用低剂量布地奈德-福莫特罗

联合制剂作为维持治疗的年长患儿，可继续使用该制剂作为紧急缓解治疗。布地奈德/福莫特罗干粉吸入剂（80 微克/吸：4.5 微克/吸）1 天总剂量：6~11 岁儿童最大量不超过 8 吸（相当于福莫特罗 36 微克）；≥12 岁儿童最大量不超过 12 吸（相当于福莫特罗 54 微克）。但严重发作尤其是已经出现精神意识改变的患儿，通常难以有效吸入干粉剂，建议优先通过雾化器或储雾罐辅助吸入平喘药物。

3）口服糖皮质激素：既往有严重发作病史或已启动吸入应急缓解药物治疗但改善不明显的患儿，建议吸入缓解药物同时尽快口服 1 次糖皮质激素。如口服泼尼松或泼尼松龙每千克体重 1~2 毫克/天（每日最大剂量：2 岁以下不超过 20 毫克，2~5 岁不超过 30 毫克，5~11 岁不超过 40 毫克，12 岁及以上总量不超过 50 毫克），后续剂量和疗程待急诊就诊时遵循医嘱执行。

扫码观看视频，
储雾罐结合面罩的
使用方法

扫码观看视频，
储雾罐结合吸嘴的
使用方法

扫一扫

## 5. 哮喘儿童如何做运动

适度的有氧运动可以改善心肺功能，运动项目包括：游泳（首选）、篮球、羽毛球、乒乓球、跳绳、健美操及慢跑等。注意事项如下：

（1）在冬天及花粉季节和空气污染严重时，最好在室内运动。

（2）运动中尽量用鼻子而不是口腔呼吸，减少水分及能量的消耗。避免剧烈运动以及大笑、大哭、大喊等过度换气动作，禁止参加高运动强度的竞赛。

（3）一般峰流速值 > 预计值的 80%，或昼夜变异率 <20% 时，可安排中等强度运动量；若峰流速值占预计值的 60%~80%，变异率 20%~30% 时，可暂不进行体育锻炼或只进行短时间散步或做广播操等体育活动，并随身备好平喘药物。运动过程中如出现咳嗽、胸憋、气短等气道痉挛症状，应立即停止运动，并至少吸入 2 喷的 $\beta_2$ 受体激动剂，如果 15~20 分钟仍不缓解，应立即去医院进行治疗。

（4）每周运动至少 3 天，每次 20 分钟以上，运动前先热身运动 5~10 分钟，再进行主要运动 25~30 分钟，最后进行缓和运动 5~10 分钟，做到科学、规律。

# 6. 如何日常管理过敏原

见表 2-1。

**表 2-1 哮喘儿童常见过敏原及避免措施**

| 触发因素 | 避免措施 |
| --- | --- |
| 屋尘螨 | 室内 50% 以下湿度最佳，每周用 55℃以上热水洗涤床单和毯子，窗帘每两周清洗一次，并用烘干器或在太阳下晒干。枕头和褥垫用不透气的外罩包起来(可以使用防螨尘罩)。少用积灰物品，取走地毯和布艺沙发。使用塑料、皮革或简单的木制家具以替代纤维填充的家具，勿使用羽毛、绒毛或木棉等材质。不使用毛绒玩具。定期清洁空调和取暖器的过滤器，用带滤网的吸尘器、防螨尘罩、百叶窗。 |
| 烟草/烟雾 | 远离烟草烟雾。家长不应吸烟。 |
| 皮毛动物 | 有饲养宠物的家庭定期宠物清洁护理，尤其在宠物脱毛季节及早采取防范措施(每周给宠物洗澡、户外毛发梳理)；限制宠物活动范围，尽量不让宠物待在家里；尽量减少使用易于吸附皮屑的居家陈设及生活用品，如针织品、毛绒玩具等；明确或疑似动物毛屑过敏者应避免直接或间接与动物接触，最好移走宠物并对居住环境彻底清洁；未饲养宠物的家庭也应注意环境清洁，减少动物过敏原水平。 |
| 蟑螂 | 经常彻底地清扫房屋，使用喷雾杀虫剂，但应确保患儿在喷洒过程中不在室内。 |
| 花粉 | 室内不要摆插鲜花。待在室内，关闭窗户，使用空调换气；若不得不外出，建议佩戴口罩；应用花粉阻隔剂(涂抹在鼻腔黏膜中，相当于戴了一个隐形口罩)；及时鼻腔冲洗。外出归来时需要更换衣物、洗头洗澡，避免花粉沉积在家中。家中使用高滤过性空气净化器、吸尘器、空调，过滤外来花粉。 其次，花粉症患者在其致敏花粉相应授粉季节，应给予充分的抗炎药物进行预防治疗，包括 $H_1$ 抗组胺药物、孟鲁司特钠和糖皮质激素等。在花粉季节前 2 周开始预防性使用孟鲁司特钠具有较好的预防效果，对于季节性过敏性哮喘患儿，应当用于季节结束后 4 周。 |

续表

| 触发因素 | 避免措施 |
| --- | --- |
| 霉菌 | 降低室内湿度，经常打扫潮湿区域，日常生活用品定期清洗、翻晒、更换，保持干燥以避免霉菌生长；避免长时间暴露于阴暗、潮湿易于霉菌生长的环境中，如地下室、软包墙纸旧房间、室内泳池、地下水道等；不在室内栽培较多植物草木；注意沙尘、阴雨天气避免室外活动。 |
| 食物 | 真正过敏的极少，主要发生在婴幼儿期，虽测出过敏但从未表现出进食后的各种过敏症状则不应轻易建议患儿避免某种食物，尤其对于生长发育期的儿童。补充钙质，除可以促进骨骼生长外，还具有抗过敏的功能。 |
| 冷空气 | 尽量避免，寒冷天气出门遮住口鼻部做好保暖措施。 |
| 室内装饰 | 建议家庭装修尽可能使用环保油漆和涂料，尽量不用或少用壁纸 |

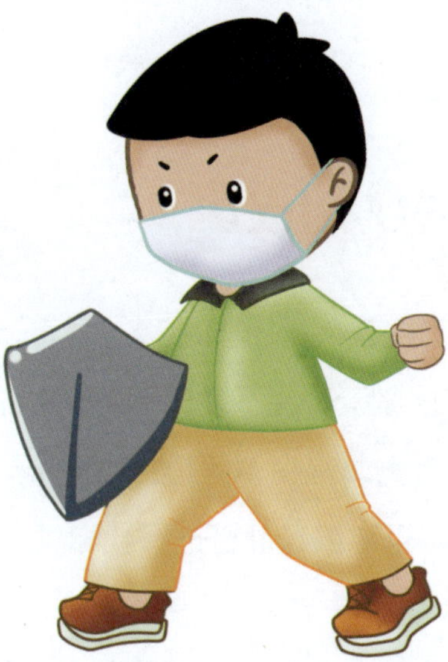

## 7. 哪些情况需要及时就医

（1）重症表现

1）呼吸困难导致无法说话；

2）呼吸时出现三凹征（即肋骨周围皮肤肌肉向内凹陷）；

3）嘴唇、指甲变灰或青紫色；

4）极度嗜睡、无法正常应答。

（2）其他需要就诊情况

1）哮喘发作时自行使用快速缓解型药物后，症状未改善，甚至加重；

2）每周需要使用快速缓解药物超过 2 次；

3）因哮喘症状的影响，无法从事正常活动；

4）对药物治疗存在任何疑问时。

## 8. 纠正一些认知误区

（1）长期吸入糖皮质激素药会不会长不高：不会。吸入性激素相比于口服或静脉使用的激素，用量非常少，并且直接作用于气道，即使少部分药物通过口咽部进入消化道，也能够经肝脏进行代谢，所以吸入激素有局部作用强，全身反应少的优势。

研究表明，在患有轻中度哮喘的青春期前学龄儿童中，低剂量吸入激素不影响儿童生长发育。中剂量吸入激素在开始治疗的前 2 年，可能会减缓儿童的生长速度。但在儿童成年后均可追赶达到正常身高。

（2）孩子长大哮喘是不是会自愈：随着青春期的发育，有一部分的哮喘会好转，约有 1/3 的哮喘患儿会因病情控制不良，持续发展变成成人哮喘，因此需要正规治疗，控制哮喘，以防发展成成人哮喘。

（3）哮喘儿童能注射疫苗吗：哮喘不是预防接种的禁忌，哮喘儿童可进行包括流感疫苗及麻腮风疫苗在内的各种疫苗接种。对鸡蛋过敏的哮喘儿童一般不影响疫苗接种，但如果对鸡蛋高度过敏，需要在有抢救设备的场所和医务人员的监护下进行接种。

哮喘处于缓解期且儿童健康情况较好时，应按免疫规划程序进行预防接种。哮喘处于急性发作期，尤其是全身应用糖皮质激素的患儿应暂缓接种，根据美国免疫实施咨询委员会的建议，停止全身应用糖皮质激素 1 个月后可正常接种。糖皮质激素、白三烯受体拮抗剂、抗组胺药物（如氯雷他定、西替利嗪等）不影响疫苗接种；对疫苗中所含任何成分（包括辅料、甲醛、裂解剂及抗生素）过敏的哮喘儿童不能进行疫苗接种。很多儿童专科医院都有儿童预防接种门诊，遇到具体问题可以就诊咨询。

（于兴梅　秦月香）

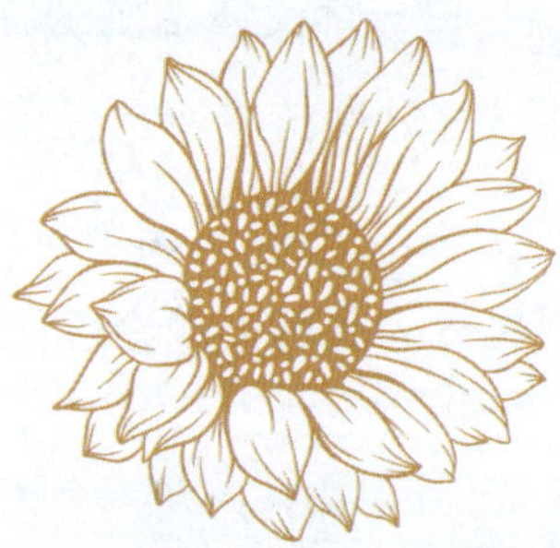

# 第三章

# 消化系统疾病篇

# 第一节 轮状病毒肠炎

## 1. 轮状病毒肠炎有什么特点

轮状病毒肠炎是由轮状病毒感染引起，好发于每年的 9 月到次年的 2 月，所以又叫秋季腹泻。

轮状病毒在饮用水和生活用水可存活数日至数周，在人类双手上存活至少 4 小时。经粪-口传播致病，主要原因是接触了感染者或被该病毒污染的表面后未洗手，或是摄入了含有该病毒的食物或液体。感染后会有 1~3 天的潜伏期，自然病程为 3~8 天。

起病初期会有呕吐，次数频繁，吐出胃内容物和奶汁，常有发热，可伴有呼吸系统感染症状，如咳嗽、流鼻涕等，易被家长误认为是呼吸系统疾病，随后才出现腹泻，少则一天五六次，多至十多次，大便稀薄，呈清水样或蛋花汤样，有时呈白色米汤样，多无特殊腥臭味。

轮状病毒腹泻的特征是三多：大便次数多、水分多、量多。严重者会引起脱水和电解质紊乱。脱水症状可包括：尿量减少、哭泣时无泪、口唇干裂、双眼凹陷、严重口渴等，婴儿发生脱水时，查看或触摸头顶囟门会有内陷。

6月龄~3岁的婴幼儿为秋季腹泻的易感人群。小于6月龄的小婴儿，由于体内有母亲的抗体保护，不易患秋季腹泻，母乳喂养是保护措施。3岁以上的儿童，消化道功能和免疫系统逐步成熟，患病后病情也会轻很多，病程短。

轮状病毒可反复感染，但是临床症状通常随着感染的次数增多而逐渐减轻。

## 2. 需要住院治疗吗

因症状会自行好转，大多数儿童无须用药治疗，但确保饮入足够的液体以防脱水很重要。给予孩子足量液体后，孩子的尿液呈淡黄色或澄清，或者尿湿尿布的数量和重量正常。

可采取以下措施预防脱水：

（1）婴幼儿可饮用“口服补液盐”，可在药店购买。若孩子呕吐，可尝试每隔数分钟喂几勺液体。口服补液剂通常比果汁效果更好，因果汁有时会加重腹泻，但也可尝试给孩子饮用混有等量水的苹果汁。

（2）母乳喂养的婴儿可继续母乳喂养。

（3）不应给孩子使用止泻药，这些药物可能会让感染持续更久。

（4）一般不需要使用抗生素治疗，因为对病毒感染无效。当考虑合并细菌感染时才建议使用抗生素。

（5）若孩子感染严重并发生脱水，则可能需要住院，完善血液及粪便检查，通过静脉补液治疗。

## 3. 如何预防病毒家庭传播

轮状病毒性肠炎属于肠道传染性疾病，若孩子患轮状病毒感染，可通过以下措施防止病毒传播：

（1）更换尿布后用肥皂和流动水洗手；

（2）避免在备餐区附近更换尿布；

（3）将尿布放入密封袋后再丢弃；

（4）使用消毒剂清洁和消毒尿布更换区域。

## 4. 出现哪些情况需要及时就医

若孩子出现以下情况应就医：

（1）脱水的任何症状；

（2）持续数日的腹泻；

（3）持续超过 1 日的呕吐；

（4）呕血，血性腹泻或重度腹痛；

（5）持续数小时未饮用任何东西或无法饮入；

（6）大龄儿童连续6~8个小时无尿意，或婴幼儿4~6个小时未尿湿尿布；

（7）呼吸困难、胸闷、心跳加速、精神萎靡。

## 5. 轮状病毒肠炎可以预防吗

有一些措施可以起到预防作用：主要包括隔离患儿，饭前便后洗手，不吃未经清洗和腐败变质的食物，口服轮状病毒疫苗。

提前接种轮状病毒疫苗是预防轮状病毒肠炎的有效途径，医生推荐所有婴儿接种轮状病毒疫苗。轮状病毒疫苗有两种主要类型。目前我国儿童使用的轮状病毒疫苗为 LLR 株口服减毒活疫苗，用于预防婴幼儿 A 组轮状病毒感染有一定的作用。世界卫生组织指出，为了使婴幼儿在自然感染之前得以保护，应在 6 周龄后尽快接种轮状病毒疫苗。在宝宝身体健康情况下，可咨询当地疫苗接种部门，尽可能在 6~15 周龄进行疫苗首剂接种。

（张 茜　陈海燕　闻 芳）

# 第二节 小儿消化性溃疡

## 1. 儿童得了消化性溃疡是大人传染的吗

消化性溃疡是指在各种致病因子的作用下，消化道黏膜发生炎症反应并坏死、脱落，形成破损和溃疡。溃疡好发于十二指肠球部和胃，也可发生在食管、小肠、胃肠吻合口处。儿童消化性溃疡比成人少见，但近年来报道的病例显著增多，各年龄儿童均可发病，以学龄儿童多见。

造成儿童消化性溃疡的原因有很多，总体来说是消化道内各种有害的侵袭因子和消化道黏膜的防御因素间失去了平衡，黏膜的正常防御功能遭到破坏而致病。幽门螺杆菌感染是重要原因之一，其他因素包括遗传、精神、食物、药物、应激等。

幽门螺杆菌是一种慢性感染源，是一种严重影响公众健康的细菌。寄生在胃黏膜组织中，具有很强的活性和繁殖能力，67%~80% 的胃溃疡和 95% 的十二指肠溃疡是由幽门螺杆菌引起的。

尿素 $^{13}C$ 呼气试验是最佳的幽门螺杆菌检测方法，患者只需轻松吹口气，即可检测幽门螺杆菌，适用于 3 岁以上儿童。

幽门螺杆菌是会传染的，而且有家族聚集性现象。主要是通过粪-口传播，以及相互亲吻和感染者共餐、口对口喂养等方式有关。

## 2. 儿童消化性溃疡有哪些表现

儿童消化性溃疡临床表现不如成人典型，年龄越小越不典型。不同年龄的儿童患消化性溃疡临床症状也不相同。

新生儿的消化性溃疡常继发于原发病，如早产、呼吸窘迫综合征等，常表现急性起病，食欲缺乏，呕吐、便血。

婴儿期表现为食欲差、呕吐、腹胀、生长发育迟缓，呕血、黑便，有的首发症状为消化道出血和穿孔。

幼儿期表现为呕吐、间歇性腹痛，可发生呕血、黑便甚至穿孔。

学龄前及学龄儿童以腹痛为最常见症状，位于脐周或上腹部。学龄前儿童的腹痛与进食无明显规律，学龄儿童则与成人相似，典型腹痛有季节性和周期性，春秋季节好发。胃溃疡疼痛多在餐后半小时，十二指肠溃疡多是空腹痛，有时夜间痛，进食后疼痛可缓解或消失。还有一些其他消化道症状，如嗳气、反酸、恶心、呕吐等。

严重消化性溃疡情况可发生幽门梗阻、穿孔。溃疡穿孔后，可出现腹膜炎、胰腺炎；如炎症和水肿较广泛，可出现梗阻表现。

# 3. 儿童怎么做胃镜检查

（1）胃镜检查是怎么做的：胃镜是指一根特殊材料制成的可以弯曲的胃管，头端连接可以摄像的操作系统，从口腔进入咽部，往下到食管，然后到胃部，再到十二指肠，插入管子的过程都可以把直观图像在连接的电脑上动态清晰地显示，医生可以直接看到这些部位有没有病变，可以直接看到溃疡病灶的大小。胃镜检查是诊断溃疡病准确率最高的方法，同时可采取黏膜活检做病理组织学和细菌学检查。胃镜还可以用于取消化道异物、急性上消化道出血止血等。

（2）儿童可以做胃镜检查吗：胃镜本身对孩子没有任何损伤的，所以孩子是可以胃镜检查的。在任何年龄阶段，如果胃部不适症状比较明显，都可以做胃镜检查。操作中的不适主要是胃镜通过咽部及在胃里时，会有一些恶心、不舒服的感觉，不会损伤胃黏膜。胃镜能直接观察到被检查部位的真实情况，更可通过对可疑病变部位进行病理活检及细胞学检查，以进一步明确诊断。

（3）胃镜检查是无痛的好还是普通的好：这两种检查方法都是通过电子镜对胃内的结构观察，判断引起胃部疾病的原因。对于检查结果来说，这两种检查结果不分上下。只是有部分人在进行胃镜检查时，对于胃镜引起的不适反应比较敏感或无法耐受，这种情况下可以进行无痛胃镜检查。无痛胃镜检查时需要对患者进行静脉注射麻醉药，因此患者是在全麻状态下进行检查，对于胃镜引起的一系列不适反应没有感觉，在睡梦中结束整个检查。而普通胃镜检查是在检查前对咽喉部喷洒局部麻醉药，减少胃镜插入过程中的不适感，操作时间短而且费用低，身体耐受性比较好的患者可以选择。

## 4. 消化性溃疡需要服用哪些药物

抑制胃酸治疗是主要治疗方法。抑制胃酸类的药有组胺 $H_2$ 受体拮抗剂，如雷尼替丁、西咪替丁、法莫替丁等，还有质子泵抑制剂，如奥美拉唑、雷贝拉唑等，质子泵抑制剂的抑酸作用强于组胺 $H_2$ 受体拮抗剂。中和胃酸的抗酸药有氢氧化铝，还可使用胃黏膜保护剂硫糖铝、铋剂类。

抗幽门螺杆菌治疗：在消化性溃疡患儿中根除幽门螺杆菌能提高胃、十二指肠溃疡的治愈率。多主张联合用药，方案是以质子泵抑制剂为中心的“三联”药物方案。需要口服两种抗生素 2 周，口服奥美拉唑 8 周，结束所有治疗后 1 个月去复查尿素 $^{13}C$ 呼气试验。

## 5. 如何护理消化性溃疡患儿

（1）做好日常管理：保证饮食健康，减少对患儿胃肠道的刺激。以易消化，刺激性小的食物为主，少吃冷饮、糖果、油炸食品，避免碳酸盐饮料、浓茶、咖啡，酸辣调味品等刺激性食物。

有消化道出血症状的患儿能否进食，一定要咨询医护人员，因为出血期间进食可能使病情加重。

消化性溃疡期间，不适合做剧烈运动，剧烈运动可能加重溃疡面积导致出血。

培养良好生活习惯，规律生活的饮食，保证患儿有一个良好舒适的休息环境和充足睡眠。避免过分疲劳和精神紧张。

（2）做好日常观察：观察患儿恢复期的症状改善情况，如果发现大便为黑色或带血，有腹痛、恶心呕吐等症状及时就医。如果服用铋剂抗幽门螺杆菌，大便可能为深色或黑色，停药大便颜色会恢复，注意与出血区别。

消化性溃疡有复发的风险，需遵医嘱定期到医院复诊，日常生活中发现食欲突然下降、不能耐受药物治疗，要及时就医。

（陈海燕）

# 第四章

# 心血管系统疾病篇

# 第一节 先天性心脏病

## 1. 先天性心脏病是怎么回事

先天性心脏病简称“先心病”，是胎儿时期心脏血管发育异常而致的心血管畸形，或出生后应自动关闭的通道未能闭合的情形，是儿童最常见的心脏病。常见分类有房间隔缺损、室间隔缺损、动脉导管未闭、法洛四联症、大动脉转位、主动脉缩窄、肺动脉狭窄等。症状不一，有的无症状，严重者可出现青紫、缺氧甚至危及生命。

## 2. 先心病的发病原因有哪些

先天性心脏病的病因尚不完全明确，目前认为心血管畸形的主要原因由遗传、环境及其相互作用所致。

遗传因素：染色体异位与畸变、基因突变和代谢紊乱等。

环境因素：孕早期宫内感染，如风疹、流行性感冒、流行性腮腺炎和柯萨奇病毒感染、接触大量放射线、长期服药史、孕妇患有代谢性疾病、妊娠早期饮酒、吸毒等。

## 3. 心脏彩超可以诊断先心病吗

在孕中期5个月左右，可去正规医院做胎儿心脏超声检查。出生后可进一步完善心超、心电图等检查，定期随访孩子心脏发育情况。确诊先天性心脏病首选的技术是彩色多普勒超声心动图检查，简称“心脏彩超”，超声心动图可以对心脏各腔室和血管大小进行定量测定，用于诊断心脏结构上的异常和严重程度，是目前最常用于先天性心脏病的诊断方法。

## 4. 心脏先天性缺损的部位能长好吗

根据心脏彩超显示的缺损大小，孩子的年龄，以及是否影响生长发育来决定治疗方式。有些孩子因缺损小，造成的心脏内血液分流量小，无症状，是有自行闭合的可能，需要随访观察。有些严重青紫的则需要尽早手术；有些病情稳定但缺损较大不能愈合的孩子可择期手术，因此做好门诊随访是非常关键的。

## 5. 如何选择先心病的手术时机

先天性心脏病的治疗有手术治疗、介入治疗和药物治疗等多种。选择何种治疗方法以及选择正确的手术时机，主要取决于先天性心脏畸形的范围及程度。房间隔缺损(房缺)、室间隔缺损(室缺)可选择在 2.5 岁左右，动脉导管未闭相对早一些，一般 1.0 岁左右。可行微创手术，俗称介入手术，恢复较快，胸部没有伤口。严重的先天性心脏病如完全性大动脉转位或左心发育不良综合征，在出生后必须立即实施外科开胸手术，否则患儿将无法生存。

## 6. 如何做好先心宝宝的居家护理

(1) 合理作息：避免宝宝哭闹，帮助宝宝养成合理的作息时间、饮食习惯，保证充足的睡眠、适当的活动量。要注意气温的变化，及时给宝宝增减衣服，避免着凉或过热导致出汗过多。

(2) 预防感染：不建议前往人多、密集的公众场合；特别是流感季节，室内活动、开窗通风是更优选择。如家人有流涕、咳嗽、咽痛不适等症状时及时佩戴口罩、不与先心宝宝密切接触是良好的防护措施，同时勤洗手做好手卫生也是必不可少的。

(3) 饮食护理：注意营养搭配，供给充足的能量，蛋白质及维生素，合理添加辅食，清淡易消化饮食，忌辛辣刺激性重盐重口味的食物。婴儿记得少量多次哺乳，避免一下子吃过饱增加心脏负荷。

（4）体力活动：积极参加适量的体育运动。维持经常性适当的运动，有利于增强心脏功能，促进身体正常的代谢，尤其对促进脂肪代谢，有重要作用。对心脏病患者来说，应根据心脏功能及体力情况，从事适量的体力活动有助于增进血液循环，增强抵抗力，提高全身各脏器功能，防止血栓形成。但也需避免过于剧烈的活动，活动量应逐步增加，以不引起症状为原则。

（5）疫苗接种：孩子成长期间需要接受计划免疫，哪些疫苗可以接种，家长需要去儿童医院的预防接种门诊就诊，医生会根据文件要求及孩子的病情决定是否适合打预防针，并开具统一规范的证明，社区医生会遵照此证明执行。

## 7. 先天性心脏病介入手术

（1）何为介入手术：先天性心脏病介入治疗通常是指在 x 线、超声心脏仪指引下，利用数字减影血管造影技术进行的，首先选择穿刺部位，常规选择位于腹股沟的股静脉和股动脉，将穿刺针及导管沿血管置入到心脏缺损部位，进行血管道影，然后将封堵器通过导管送入缺损部位，植入封堵器封堵缺损位置，最后撤除导管。

（2）介入手术有伤口吗：介入治疗属于微创手术，伤口就是大腿处血管穿刺部位的针眼，不需要缝合也不会留疤，术后大腿穿刺处敷料包扎，需要加压包扎压迫 1~2 小时，防止穿刺点术后出血及血肿的发生，术后需卧床休息 24 小时。

（3）为什么介入手术后要服用阿司匹林：阿司匹林有抗血小板凝集，预防血栓形成作用，常规封堵术手术恢复时间一般需要半年左右，3 个月后心内膜基本上可以覆盖封堵器了，6 个月封堵器和心脏“融为一体”。房间隔缺损、室间隔缺损的孩子术后常规需要服用阿司匹林抗凝治疗6个月，不可随意减药或停药，家长要经常观察有无胃肠道不适和出血现象，有异常及时就医。

**（4）心脏里放了封堵器会影响发育吗**：植入封堵器以后患儿身体能量消耗正常，限制孩子生长发育的枷锁得以打破，配合合理的饮食及运动，增强营养，提高体质，孩子生长发育水平逐渐恢复正常，会极大提高先心孩子的生活质量。放入封堵器后对于一般活动没什么影响，但半年内尽量避免剧烈活动，少去人多的公共场所，预防感冒。

（杨道平）

# 第二节 心肌炎

## 1. 什么是心肌炎

心肌炎主要是指有些肠道或呼吸道病毒侵犯心肌，引起心肌细胞变形、坏死、炎症，而出现的不同程度的心功能障碍或者其他系统损害的疾病。最常见的有柯萨奇病毒、埃可病毒等，其他病毒有腺病毒、流感病毒、副流感病毒、腮腺炎病毒等。

## 2. 心肌炎有哪些症状

轻症可无自觉症状，仅表现心电图的异常；一般病例表现为精神萎靡、疲乏无力、食欲缺乏、恶心呕吐、腹痛、气促、心悸或心前区不适或胸痛。

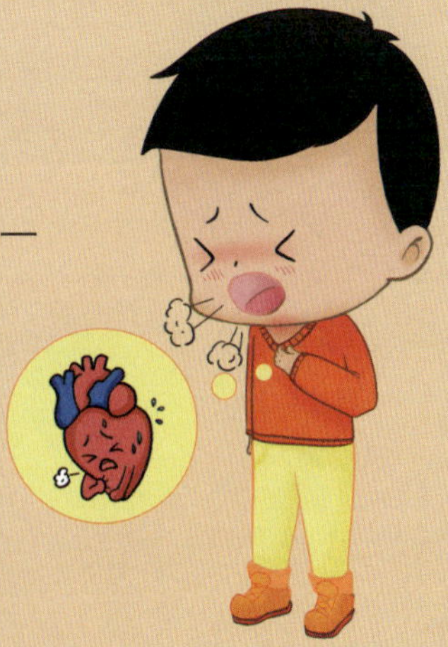

重症者可发生暴发性心源性休克，急性心力衰竭，常突然发病，短时间病情进行性加重，称为暴发性心肌炎。家长如果发现孩子有精神差，面色青灰，肢端湿冷，脉搏虚弱，气促等表现要紧急就医。

## 3. 心肌炎如何治疗

心肌炎治疗手段主要是抗病毒、营养心肌，卧床休息为主。多数患儿预后良好，大多数会在 2 周 ~1 个月愈合，有少数暴发性心肌炎的患儿，需要有经验的医生及时识别，必要时需紧急行体外膜肺氧合治疗，或通过介入手术植入临时心脏起搏器，以代替不能正常搏动的心脏，挽救生命。

## 4. 得了心肌炎必须卧床休息吗

急性期应绝对卧床休息至体温稳定后 3~4 周，基本恢复正常时逐渐增加活量。恢复期继续限制活动量，一般总休息时间不少于 6 个月。重症患儿心脏扩大者，有心力衰竭者，应延长卧床休息时间，待心衰控制，心功能情况好转后再逐渐增加活动量。

## 5. 哪些食物有利于心肌炎康复

给孩子提供高能量、高蛋白、高维生素、易消化饮食，多食含维生素 C 类水果（如樱桃、猕猴桃、橙子、番茄）及含氨基酸丰富的食物（如瘦肉、鸡蛋、鱼类、大豆等），少量多餐，饮食要清淡低盐，忌辛辣刺激性食物，多饮水，保持大便通畅。

## 6. 心肌炎儿童需要安装心脏起搏器吗

有一类心肌炎儿童会存在Ⅲ度房室传导阻滞等缓慢性心律失常，容易发生心源性休克及心搏骤停，安装永久心脏起搏器是救治的重要手段。心脏起搏器就是一个人的司令部，它能代替心脏的起搏点，使心脏有节律地跳动起来。心脏起搏器是由电池和电路组成的脉冲发生器，能定时发放一定频率的脉冲电流，通过起搏电极导管传输到心房或心室肌，使局部的心肌细胞受到刺激而兴奋，兴奋通过细胞间的传导扩散传布，导致整个心房和/或心室的收缩，使心脏正常跳动。

心脏起搏器内的电池是有寿命的，一般为 7~10 年，起搏器工程师会远程定时检查，及时通知更换电池，更换电池需要行择期手术。

# 7. 植入永久起搏器后有哪些注意事项

（1）植入起搏器后，患侧手臂限制活动，在 1 周内请勿抬手臂，但可以轻微活动手臂；

（2）术后三天可自行做刷牙洗脸动作，逐步活动过渡到梳头的动作；

（3）每天安静时自测脉搏，并记录在本子上；

（4）出现呼吸困难、胸痛、头晕、手脚浮肿等不适立即拨打急救电话；

（5）请随身携带起搏器的信息卡或识别卡，其中包括设备生产商、序列号和植入日期等信息，这在需要紧急医疗护理时会有所帮助；

（6）不要将磁性物等靠近埋入起搏器的部位，移动电话中的强磁体有时会影响起搏器，若不确定设备是否有影响，请与生产商或医生确认（若安装了抗磁起搏器则无影响）；

（7）在接受 MRI 等影像学检查之前请告知医护人员孩子装有起搏器；

（8）出门旅行时，请告知机场安检人员孩子装有起搏器；

（9）心脏起搏器内的电池是有寿命的，一般为 7~10 年，起搏器工程师会远程定时检查，及时通知更换电池，更换电池需要行择期手术。

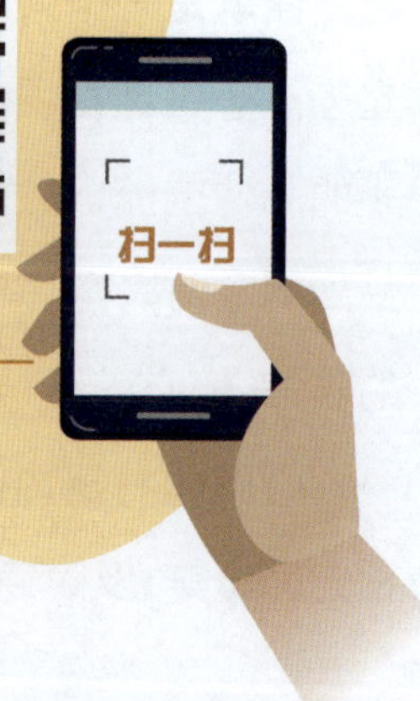


扫码观看视频，小感冒，大麻烦——儿童心肌炎的“隐形杀手”

（杨道平　桑 莉）

# 第三节 川崎病

## 1. 什么是川崎病

川崎病(皮肤黏膜淋巴结综合征)是一种以全身中小动脉炎为主要病理改变的急性发热性出疹性小儿疾病。目前病因及发病机制尚不明确,可能与遗传,免疫反应相关,也可能与立克次体、葡萄球菌、反转录病毒、支原体等感染有关。

## 2. 川崎病有哪些特征性表现

(1) 不明原因发热,持续5天或更久,抗生素治疗无效;

(2) 非渗出性双眼球结膜充血;

(3) 口唇干红、皲裂、充血、杨梅舌、口咽部黏膜弥漫性充血;

(4) 急性非化脓性颈部淋巴结肿大(通常直径 >1.5 厘米);

(5) 多形性皮疹,包括单独出现的卡疤周围红肿;

（6）四肢末端变化，即急性期出现掌趾红斑、手足硬性水肿，恢复期指（趾）甲周围膜状脱皮，伴或不伴有冠状动脉病变。

## 3. 川崎病有哪些主要治疗方法

（1）控制炎症：一般是口服药物联合静脉输液。口服阿司匹林是首选药；治疗初期，医生会使用到静脉输注丙种球蛋白，可减少冠状动脉病变发生率；如果丙种球蛋白治疗不佳，医生会使用糖皮质激素。

（2）抗血小板凝集：除阿司匹林外，可能会加用双嘧达莫、氯吡格雷等，有冠脉扩张或者冠脉瘤形成的儿童可能会加用华法林进行抗凝治疗。

（3）对症治疗：医生会根据具体病情补充液体、营养心肌、保护肝脏、控制心力衰竭、纠正心律失常等。

## 4. 如何护理川崎病患儿

（1）发热护理：发热时主要以松解衣被、退热贴等物理降温为主，如采用温水擦浴应避开皮疹位置，超过 38.5℃在医生指导下使用退热药，注意多饮水补充水分。

（2）休息：急性期有冠状动脉扩张的宝宝尽量卧床休息，避免长时间哭闹和玩耍，恢复期适当活动，避免剧烈运动。

（3）饮食：给予清淡易消化半流质饮食；食用维生素丰富的水果和蔬菜；保持大便通畅，避免食用海鲜、坚果等易过敏食物。

（4）保护皮肤黏膜：保持皮肤、眼、口腔黏膜清洁，穿柔软棉质衣物，勤换内衣裤，剪短指甲，避免抓破皮肤。有蜕皮可用消毒后的剪刀修剪，切勿撕拉皮肤，避免引起出血或感染。口唇黏膜皲裂者可外涂淡鱼肝油保护，嘴唇干皮勿撕拉。经常更换尿布，便后温水清洁，有红臀外涂鞣酸软膏，肛周脱皮者保持干燥清洁。眼部可每日采用生理盐水清洗 1~2 次，保持眼的清洁，有感染者，遵医嘱涂眼药膏。

（5）正确服药：川崎病患儿通常出院后需要继续服用阿司匹林，此药有两种剂型，阿司匹林泡腾片和阿司匹林肠溶片。其中阿司匹林泡腾片为了减少对胃部的刺激，需要安排在饭后 30 分钟左右用温水溶解后服用。而阿司匹林肠溶片外面有一层糖衣保护使其不在胃里溶解，直接到肠道里溶解吸收，需要在餐前 30 分钟口服，以减少在胃内停留时间。服用期间需要避免撞击，注意观察皮肤黏膜有无出血点，大便颜色等，如有异常及时就医。

## 5. 川崎病患儿出院后需要注意些什么

（1）遵医嘱继续服用阿司匹林等药物，不可自行停药或减量。注意药物不良反应，避免身体撞击防出血，有不适及时就医。

（2）定期随访复查血象、心脏彩超、心电图，有冠脉扩张或冠脉瘤的孩子要长期随访。

（3）活动指导。无冠脉扩张及冠状动脉瘤患儿，可自由活动。轻微冠脉扩张的患儿恢复后 6 周就可以参加体育活动，合并冠脉瘤患儿及接受抗凝治疗患儿服药期间应限制活动。

（4）使用丙种球蛋白的儿童 11 个月之内避免接种疫苗。

（王　娟　杨道平）

# 第五章

# 神经系统疾病篇

# 第一节 癫痫

## 1. 癫痫和癫痫发作有什么区别

癫痫俗称“羊癫风”或“羊角风”，是一种由不同原因引起的反复癫痫发作为主要特征的慢性脑疾病。一般情况下，出现 2 次(发作间隔至少 24 小时)非诱发性癫痫发作，即可诊断为癫痫，具有突发性、反复发作的特点，常表现为突然倒地、意识丧失、口唇青紫、口吐白沫、四肢抽搐等的大发作，或出现局部抽动、意识突然丧失数秒到数分钟的小发作。发作间期，患者可以和正常人没有区别。

癫痫发作是指一过性突然出现的由于大脑神经元异常放电所致的脑功能障碍及异常行为。癫痫发作可以是惊厥发作(由肌肉不自主地强烈收缩引起的发作)，也可以是非惊厥发作，如失神发作。不仅癫痫病可以出现癫痫发作，一些急性脑病如脑炎、脑外伤、坏死性脑病等急性期也可以出现癫痫发作，但这些情况不被诊断为癫痫，如果这些疾病过了恢复期仍然有癫痫发作，才考虑为继发性癫痫。

值得注意的是，癫痫是一种疾病，而癫痫发作是一种症状。

## 2. 癫痫发作时如何紧急应对

（1）保持镇静：当孩子癫痫发作时，周围的人不必惊慌，应立即将其放在床上。若在室外，应立即清除周围的石块儿、铁钉和碎玻璃渣子等损伤性物品，让孩子就地平卧或侧卧，头偏向一侧（有呕吐时及时侧卧）。这个姿势有利于孩子舌头倒向一边，便于保持呼吸道通畅。然后将毛巾、衣服等柔软物品垫于头下，注意不必垫得太高，否则因为颈部弯曲影响呼吸。

（2）保持呼吸道通畅：清除口鼻腔分泌物，解开孩子颈部的衣扣，有利于气道打开，呼吸通畅。不要在孩子口腔内放置任何东西，以防窒息，有时为防止舌咬伤，可在口腔臼齿处放置包裹纱布的竹筷，但绝不能采取任何强制性措施。

（3）观察和记录孩子发作时的表现：家长做好紧急保护措施后，需详细观察发作时的表现并记录，可以拍视频，发作一次记录一次，以便到医院就诊时提供可靠发作病史。

（4）对症处理：发作时不可服药，不可饮食，以防发生吸入性肺炎或窒息。发作停止后，让其平卧头偏向一侧或侧卧安静休息，有条件者可以给予吸氧，根据发作的表现及发作时间（绝大多数癫痫发作可自行缓解，持续时间小于5分钟，若发作超过5分钟，应尽快就医）考虑是否医院进一步检查及治疗。

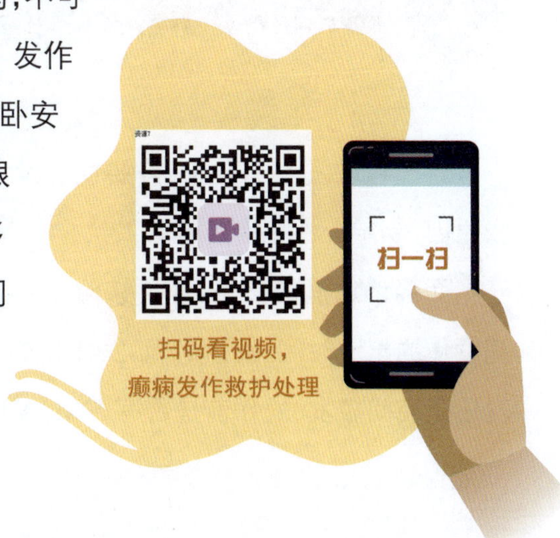

扫码看视频，
癫痫发作救护处理

## 3. 日常生活中哪些情况可能会诱发癫痫发作

根据目前研究来看，癫痫发作没有明确的诱因，以下为可能诱发因素，仅供日常家庭护理做参考。

（1）睡眠不足：长时间的睡眠不足可能导致大脑功能紊乱，增加癫痫发作的风险。

（2）情绪波动：过度兴奋、焦虑、紧张、不开心等情绪波动，或过度疲劳，可能刺激大脑神经元异常放电，诱发癫痫发作。

（3）过饱过饿：饮食不当如过度饥饿、暴饮暴食或摄入某些刺激性食物（巧克力、咖啡因等）可能诱发癫痫。

（4）声光刺激：突然的声音、光亮，以及画面感很强的动画等外部刺激可能引起癫痫发作。癫痫儿童应避免玩电子游戏。

## 4. 哪些情况需要及时就医

对于首次发作的孩子，需要住院诊治，做脑电图、磁共振或 CT 检查，寻找原因，制定个性化治疗方案。

而确诊癫痫的孩子，需要按时专科门诊复诊。复诊时需要提供每次癫痫发作的出现时间、持续时间、发作时的表现（最好是录视频资料）、是白天多发还是夜间多发、发作前是否有先兆，发作后的意识状态等。

（1）有以下情况时，请呼叫救护车：

1）癫痫发作持续5分钟以上；

2）数分钟内反复发作；

3）发作时呼吸困难。

（2）有以下情况时，请专科门诊复诊：

1）癫痫发作更频繁；

2）癫痫发作恶化；

3）癫痫发作后手臂或腿部仍然无力；

4）癫痫发作的表现看似不同于以往发作；

5）孩子情绪改变或行为异常；

6）癫痫发作后出现发作前未曾有过的无力或平衡问题；

7）出现药物副作用。

## 5. 什么是癫痫治疗流程“四步走”

（1）医生根据病史和脑电图检查，明确是不是癫痫；

（2）为儿童制定个性化药物治疗方案；

（3）家长监管癫痫儿童长期规律服药、做好定期随访和监测；

（4）家长与医护人员还要长期对癫痫儿童开展心理健康教育。

## 6. 癫痫不发作还要坚持一直吃抗癫痫药吗

癫痫孩子需要较长一段时间的服药治疗，正规用药是癫痫治疗的关键。要按时、定量、规律服药，避免自行减药、加药或突然停药。病情稳定后是否停药，需要复查脑电图正常，并经过医生的综合判断才考虑停药，而且停药的过程一定要逐渐减量，不是突然停药，否则会导致癫痫的再次发作。

## 7. 如何预防癫痫复发

（1）规律服药：需要接受规范化和个体化的抗癫痫药治疗，遵从医生的建议，按时按量服药，同时，定期进行药物浓度监测，确保药物在有效范围内。药物要专人管理，可使用专用储药盒及服药记录本，避免家长间交接不清导致药物漏服或多服，药物需放置在幼儿不能触及的地方。

（2）定期复查：定期进行脑电图、磁共振等检查，以及必要的血液检查，以便及时发现异常情况，调整治疗方案。如孩子体重变化需要医院就诊，及时调整用药剂量。

（3）生活方式调整：保持规律的作息时间，保证充足的睡眠；合理饮食，避免过度饥饿或暴饮暴食；适度运动，增强体质。

（4）做好孩子的情绪管理：关注孩子的情绪变化，鼓励他们表达自己的感受，并提供适当的支持和帮助。避免情绪波动过大，如过度兴奋、焦虑、紧张等。

（5）减少可能的诱发因素：了解和避免可能导致癫痫发作的诱发因素，如睡眠不足、情绪波动、饮食不当、外部刺激以及发热、腹泻等。

（6）注意安全：避免孩子从事高风险活动，如游泳、攀爬等，以防意外伤害。在癫痫发作时，确保周围环境安全，避免孩子受伤。

（7）关注孩子的心理健康：学龄期、青少年期的癫痫可能导致孩子出现焦虑、抑郁等心理问题。如有需要，寻求心理医生的帮助。

（孙丽华　唐天贞）

# 第二节 脑炎

## 1. 儿童有哪几种脑炎

儿童脑炎常包括化脓性脑膜炎、病毒性脑炎、结核性脑膜炎、隐球菌性脑膜炎、自身免疫性脑炎，还有流行性脑脊髓膜炎、流行性乙型脑炎。主要症状包括头痛、呕吐、发热、精神差、嗜睡等，有时还会出现意识障碍、抽搐等症状，严重者可能导致昏迷。

（1）化脓性脑膜炎（简称“化脑”）是由各种化脓性细菌感染如脑膜炎双球菌、肺炎链球菌、流感嗜血杆菌和金黄色葡萄球菌等引起的急性脑膜炎症，是儿童，尤其是婴幼儿时期常见的急性中枢神经系统感染性疾病。

（2）病毒性脑炎（简称“病脑”）是由多种病毒感染引起的脑内脑实质炎症，常见的病毒包括肠道病毒（约 80%）、虫媒病毒、腺病毒、单纯疱疹病毒、腮腺炎病毒和其他病毒等。

（3）结核性脑炎（简称“结脑”）是由结核分枝杆菌引起的脑部炎症，通常继发于身体其他部位的结核病。结核分枝杆菌通过血液传播到达脑部。

（4）隐球菌性脑膜炎：这是由隐球菌引起的脑部炎症，隐球菌是一种真菌，通常存在于土壤、鸽粪等环境中。当人体免疫系统功能低下时，隐球菌可能会进入脑部并引起炎症反应。

（5）自身免疫性脑炎（简称“自免脑”）是一类由自身免疫反应所介导的脑炎，其发病与感染、遗传等因素等有关，也可能与肿瘤尤其是畸胎瘤有关。

（6）流行性脑脊髓膜炎（简称“流脑”）是脑膜炎球菌感染引起的急性化脓性脑膜炎，带菌者和流脑患儿是传染源，通过飞沫传播，接种流脑疫苗可预防。

（7）流行性乙型脑炎（简称“乙脑”）是由乙型脑炎病毒引起的以中枢神经系统病变为主的传染病。乙脑是病脑的一种特殊类型，通过携带乙脑病毒的蚊子叮咬传播，三带喙库蚊是主要的传播媒介。流行于夏秋季，接种乙脑疫苗可预防。

## 2. 为什么婴幼儿容易得化脓性脑膜炎

由于婴幼儿免疫功能低下，增加了细菌感染的风险，而且因为年龄小血脑屏障功能不全，细菌容易从其他部位的感染扩散至颅内，造成化脓性脑膜炎。婴儿期是发病高峰期，常表现出发热、前囟饱满、呕吐、头痛、精神差，而且进行性加重，有的甚至会出现抽搐、昏迷。

医生诊断化脓性脑膜炎的依据主要是通过腰穿抽出少许脑脊液，结合化验结果和孩子的临床表现来进一步确诊。

## 3. 化脓性脑膜炎如何治疗

医生会选用对病原菌敏感、易透过血脑屏障的抗生素，方案是早期、联合、足量、足疗程静脉给药治疗，以达到最好最快的治疗效果，家长一定要配合治疗，疗程为 3~4 周。同时，还会联合肾上腺皮质激素如地塞米松抗炎症反应、甘露醇降颅压、地西泮或苯巴比妥镇静治疗等。

## 4. 化脓性脑膜炎的孩子会变痴吗

大多数的化脓性脑膜炎的孩子早期诊断早期治疗会完全康复；也有部分孩子，病情迅速进展，呈现昏迷、抽搐、严重颅内压增高，甚至脑疝等，如果不能早期识别，及时抢救，会导致死亡，幸存者遗留严重后遗症。

## 5. 病毒性脑炎的孩子有什么表现

多数孩子早期有感冒或腹泻等情况，然后出现发热、恶心、呕吐来医院就诊。婴儿表现出烦躁不安，易被激惹；年长儿则有发热、头痛、颈背痛，精神状态改变，意识障碍，抽搐，肢体瘫痪，语言障碍等。

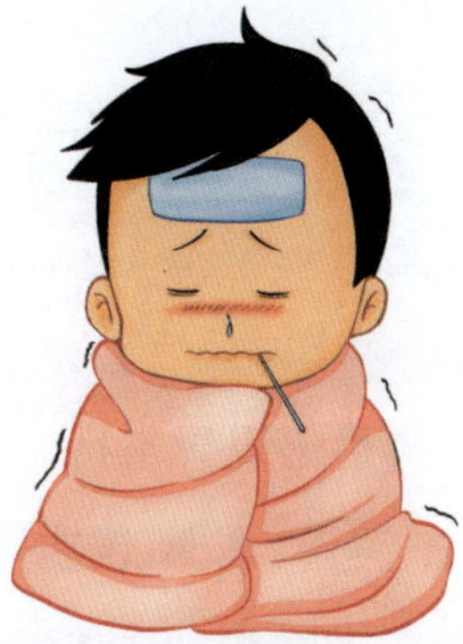

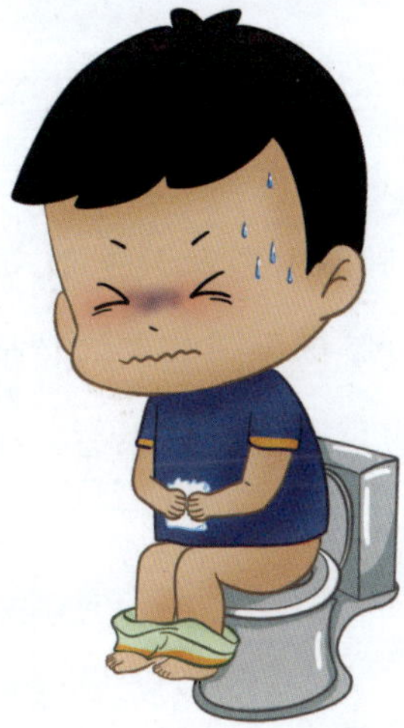

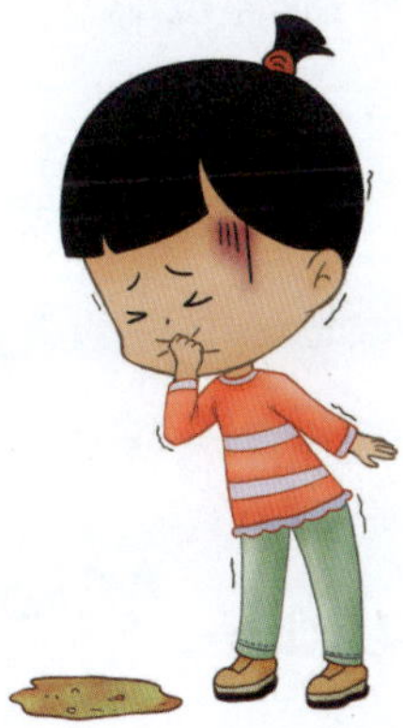

## 6. 病毒性脑炎如何治疗

病毒性脑炎无特异性治疗，病程呈自限性，急性期及时诊断与对症治疗是保证病情稳定恢复，降低病死率和致残率的关键。主要包括：

（1）控制脑水肿和颅内高压静脉点滴甘露醇降颅压；

（2）控制惊厥发作时，给予地西泮或苯巴比妥等止痉；

（3）抗病毒治疗：对单纯疱疹病毒脑炎可首选阿昔洛韦治疗，其他病毒感染可酌情选用干扰素、更昔洛韦、利巴韦林等抗病毒药；

（4）免疫治疗：静脉点滴免疫球蛋白。

## 7. 自身免疫性脑炎有什么症状表现

发病前往往会有发热和头痛等症状，感染后出现异常行为，如：大喊大叫、打人、咬人等，同时还会有性格改变，烦躁、哭闹、焦虑、谵妄、惊厥等精神行为障碍。随后出现意识改变、运动障碍，意识改变如神志模糊，不认人，胡言乱语；运动障碍是该病最具特征性症状，比如：肢体震颤、口面部的不能控制的运动，也可出现走路不稳、一侧肢体瘫痪等不典型症状。其他的还可以出现对近期发生的事情的记忆能力下降，语言表达不流畅或者构音困难，不能言语。

## 8. 儿童自身免疫性脑炎出现行为异常时如何应对

发现孩子精神行为异常时，需要家长专人守护，确保安全，例如开水、刀具、剪刀等尖锐、危险物品远离孩子，及时安抚孩子的情绪，不能打骂，对于有顽固性动作的孩子，给予适当的四肢保护性约束，防止肢体受伤。

## 9. 脑炎恢复期需要康复训练吗

不少重症脑炎恢复期仍存在肢体功能障碍、意识障碍、吞咽障碍、言语障碍等，需要到有康复资质的专门机构去做康复训练。对于有肢体功能障碍的孩子，家长可以协助进行居家锻炼，早期给予被动按摩或进行功能位屈伸活动等康复锻炼，维持肢体功能位，每日按摩 2~3 次，每次 20 分钟，按摩主要部位是小腿、大腿及上臂的肌肉，促进血液循环，防止肌肉萎缩，预防关节畸形，给予孩子适当的主动、被动运动，促进肢体功能早日恢复。

（孙丽华　顾　靖）

# 第三节 面神经麻痹

## 1. 面神经麻痹是怎么回事

面神经麻痹又称面神经炎，俗称“歪嘴巴”，是一种常见的神经系统疾病，是由茎乳孔内面神经非特异性炎症所致的周围性面神经麻痹。该病任何年龄、任何季节均可发病。男多于女，绝大多数为一侧性，双侧者很少见。通常急性起病，主要表现为口角歪斜、流涎、讲话漏风，吹口哨或发笑时尤其明显。闭目时瘫痪侧眼球转向上方，露出角膜下的白色巩膜。

## 2. 病毒感染可引起面神经麻痹吗

长期以来认为本病与嗜神经病毒感染有关，受凉或上呼吸道感染后发病，可能是茎乳孔内的面神经急性病毒感染和水肿所致神经受压或局部血液循环障碍而产生面神经麻痹。部分患儿可由带状疱疹病毒感染引起。有专家认为，本病亦是一种自身免疫反应。

## 3. 面神经麻痹有哪些典型表现

（1）多为单侧发病，双侧者甚少。

（2）Bell 现象：通常急性起病，一侧面部表情肌突然瘫痪，可于数小时内达到高峰。有的患者病前 1~3 天患侧外耳道耳后乳突区疼痛，常于清晨洗漱时发现或被他人发现口角歪斜。检查可见同侧额纹消失，不能皱眉，因眼轮匝肌瘫痪，眼裂增大，做闭眼动作时，眼睑不能闭合或闭合不全，而眼球则向外上方转动并露出白色巩膜。

（3）下眼睑外翻，泪液不易流入鼻泪管而溢出眼外。病侧鼻唇沟变浅，口角下垂，示齿时口角被牵向健侧。

（4）不能作噘嘴和吹口哨动作，鼓腮进病侧口角漏气，进食及漱口时汤水从病侧口角漏出。由于颊肌瘫痪，食物常滞留于齿颊之间。

（5）若病变波及鼓索神经，可有同侧舌前 2/3 味觉减退或消失。

（6）膝状神经节受累时除面瘫、味觉障碍和听觉过敏外，还有同侧唾液、泪腺分泌障碍，耳内及耳后疼痛，外耳道及耳廓部位带状疱疹，称膝状神经节综合征。

## 4. 面神经麻痹如何用药及康复训练

需要综合治疗，包括改善局部血液循环，减轻面神经水肿，缓解神经受压，促使功能恢复。急性期尽早使用糖皮质激素，如泼尼松治疗；还可使用营养神经的药物；红外线照射或超短波透热理疗；可选择用湿热毛巾热敷病变面部，每天 2~3 次，每次 10~15 分钟。恢复期也可运用针灸治疗，疗程一般为 4~6 周;可进行面肌的被动或主动训练,患者可自己对着镜子用手按摩瘫痪的面肌,每日数次,每次 5~10 分钟;也可自行对着镜子做皱额、闭眼、吹口哨、示齿等动作,每个动作做 2 个八拍或 4 个八拍,2~3 次/日,可防止麻痹肌肉的萎缩及促进康复;2~3 个月后,对于自愈较差的高危患儿可行面神经减压手术。

## 5. 如何做好面神经麻痹儿童的日常照顾

(1)休息与活动:让孩子充分休息,保持充足睡眠,减少活动,避免剧烈运动。急性期过后可适当进行面部肌肉康复训练,如面部按摩、局部理疗等。

(2)饮食护理:给孩子提供营养丰富的食物,多吃新鲜蔬菜、水果,保持大便通畅。避免吃过硬、过辣等刺激性食物。有味觉障碍者应注意食物的冷热度,以防烫伤口腔黏膜。

(3)面部保暖:注意面部保暖,避免冷风、冷水等刺激。洗脸、洗澡时水温要适中,不要过冷或过热。外出时宜戴口罩,防止面部,特别是耳后部受风寒的直接袭击,避免感冒。

(4)口腔护理:饭后及时漱口,保持口腔清洁。避免吃过冷或过热的食物,以免刺激口腔。

(5)眼部护理:面瘫可能导致眼睑闭合不全或不能闭合,使角膜长期外露,易导致眼内感染和角膜损伤。尽量减少孩子用眼的时间,避免长时间看电视、玩手机等。睡觉或外出时应佩戴眼罩或有色眼镜,以减少外界刺激。同时,可以滴一些具有润滑、营养和消炎作用的眼药水,以保护角膜。注意保持眼部卫生,不要用手揉眼睛。让孩子多吃富含维生素 A、维生素 C、维生素 E 和锌的食物,如胡萝卜、菠菜、鸡蛋等,有助于恢复眼睑肌肉的功能。

（6）心理护理：给予孩子关心、鼓励和支持，帮助孩子树立战胜疾病的信心。

（7）病情监测：定期观察孩子病情变化，如发现症状加重或出现其他不适症状，应及时就医。

（孙丽华　陶　杏）

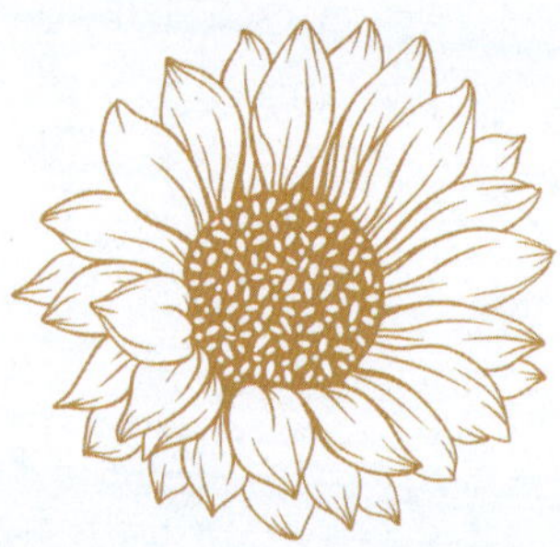

# 第六章

# 泌尿系统疾病篇

# 第一节 泌尿道感染

## 1. 人体的泌尿道是什么样子的

泌尿道是指体内产生、储存并排出尿液的系统。包括以下器官：肾脏——产生尿液；输尿管——将尿液从肾脏运输至膀胱的细管；膀胱——储存尿液；尿道——将尿液排出体外的管道。

泌尿道感染是指细菌直接侵入泌尿道，在尿液中生长繁殖，并侵犯尿路黏膜或组织而引起的损伤。最常见的是大肠埃希菌。明确诊断通常需要进行尿常规检查和尿细菌培养。

## 2. 泌尿道感染的表现有哪些

最典型表现是“尿频、尿急、尿痛”，但是不同年龄的儿童表现存在较大差异。①新生儿临床症状不典型，多以全身症状为主，如发热或体温不升、吃奶差、呕吐等，新生儿泌尿道感染常伴有败血症。②婴幼儿临床症状不典型，以发热最突出，尿频、尿急、尿痛等尿路刺激症状不明显，但细心观察可发现孩子在排尿时哭闹不安、尿不湿有臭味或顽固性尿布疹。③年长儿有发热、寒战等全身症状，同时尿路刺激症状明显，孩子可出现尿频、尿急、尿痛、尿液浑浊，少数会有肉眼血尿。

## 3. 泌尿道感染应该怎么治疗

要及时就诊，在留尿送细菌培养后，医生会尽快使用抗生素治疗，用药原则是足量、足疗程，家长不能随意减少药量、缩短疗程。注意适量多饮水、勤排尿。如存在先天或后天尿路功能和结构的异常，需尽早门诊就医。

## 4. 孩子尿道口红肿，家长怎么清洗会阴

先用温水清洗，再用呋喃西林液浸泡 5~10 分钟，一日 3 次。女童浸泡不便，可用纱布浸润呋喃西林液局部湿敷。

## 5. 尿路感染为何总是会复发

需要就医查找原因，进行针对性治疗，才能预防或减少复发。需通过检查确定是否有尿路畸形、膀胱反流等基础疾病；是否有憋尿的不良习惯；是否不正确清洗会阴；是否饮水量太少；是否喜欢紧身衣裤。这些都是复发的可能原因。

## 6. 女童该怎么清洗外阴

洗时要从上向下洗，就是先洗尿道处，再洗肛门周围，以防止肛门部位的细菌污染尿道口。这对女孩子尤为重要，因为女性的尿道口离肛门近，更容易感染。给女婴洗屁股时还要注意，每次清洗不可大力擦拭宝宝的外阴里边，以免破坏宝宝自身的保护膜，或者损伤其幼嫩的黏膜。如有较多分泌物时可用柔软小毛巾轻轻擦，使用后的毛巾开水浸泡清洗后太阳暴晒。

## 7. 男童该怎么清洗会阴部

给男宝宝洗屁屁时，用干净的湿巾清洁宝宝的睾丸各处，包括阴茎下面，那里可能有尿渍或大便。在清洗阴茎时试着轻轻翻开清洗包皮，可扶直阴茎，把包皮轻轻往后推，尽量露出尿道口，轻轻擦洗阴茎根部和包皮里面容易藏污纳垢的地方，避免过度用力（如包皮过长，不能轻易露出尿道口，建议泌尿外科就诊，由医生鉴别是否可以翻开）。

（黄天马）

# 第二节 急性肾小球肾炎

## 1. 什么叫急性肾小球肾炎

急性肾小球肾炎简称急性肾炎，临床表现为急性起病，以血尿、水肿、高血压为主，伴有不同程度蛋白尿或肾功能不全等，通常起病前 1~4 周先有呼吸道或皮肤感染史。可分为急性链球菌感染后肾小球肾炎和非链球菌感染后肾小球肾炎。

## 2. 急性肾小球肾炎的表现有哪些

有水肿（多为眼睑及颜面部水肿）、少尿（在无明显出汗、呕吐腹泻等异常情况下尿量较前明显减少）、血尿（尿液呈浓茶样、酱油色等异常颜色）、蛋白尿（排尿时可见白色泡沫，静置 2 小时后泡沫未消失）及高血压（有头痛、视物模糊等）等特征性表现。

## 3. 急性肾小球肾炎如何治疗

主要是对症治疗，保护肾功能。使用消炎药控制链球菌感染，并使用利尿、消肿及降血压的药物，注意急性期水肿少尿时需适当限制饮食中水和钠盐的摄入。

## 4. 急性肾小球肾炎会发展成慢性肾炎吗

绝大多数病例都能治愈，本病预后良好。多数检验指标（如尿常规、血沉等）在6个月内恢复正常。

## 5. 急性肾小球肾炎的孩子要卧床休息多长时间

急性期卧床休息对保护肾功能、减轻心脏负担、预防并发症非常重要。要等肉眼血尿消失、水肿消退、血压正常后可下床轻微活动及户外散步，一般需卧床2周左右。

## 6. 急性肾小球肾炎的孩子出院后多久才能上学

出院后要定期门诊复查尿常规、血沉，待血沉指标恢复正常可以上学，但一定要重视活动控制，仍需避免体育活动。待尿液化验 Addis 计数正常后可恢复正常活动。

## 7. 急性肾小球肾炎在饮食方面要注意什么

根据水肿的程度及有无肾功能损害，给予低盐（3 克/天）或无盐饮食，有氮质血症时蛋白质的摄入量小于 0.5 克/(千克·天)；有并发症者严格限制水、钠的摄入[ 入液量 = 前一天的出液量（主要为尿量）+500 毫升 ]，供给高能量饮食，满足营养需要，当症状消除后尽快恢复正常饮食，以满足孩子生长发育需要。以上控盐、控水、控蛋白质的饮食要求需在医护人员指导下进行。

## 8. 小孩子一天正常尿量有多少

2 岁以下：一天 400~500 毫升；2 岁以上：(年龄 -1 ) ×100 毫升 +400 毫升。如 3 岁的孩子一天有尿量 600 毫升就是正常的。尿量的评估方法婴幼儿可用称重法，其他用量杯测量法。

## 9. 尿液有泡沫说明什么

在排尿时尿液的冲击力可导致尿液起泡，会在短时间内消散；如尿液泡沫静置 20~30 分钟后没有消散，表示可能小便里有蛋白，可能是异常情况，建议去医院进行检查。

## 10. 小便颜色很红是不是出血量很大

不一定的。每 1 000 毫升尿液中有 1 毫升血液就可呈现肉眼血尿；另外还需了解孩子有无进食红心火龙果或特殊药物等引起的尿液呈红色，需到医院进行尿常规检查看尿液中红细胞数量确定是否有出血。

（洪忠芹　黄天马）

# 第三节 肾病综合征

## 1. 什么是肾病综合征

肾病综合征简称肾病，是由于肾小球滤过膜对血浆蛋白通透性增高，人体血液中的大量血浆蛋白在排尿中丢失，引起一系列临床表现。有四大典型表现：大量蛋白尿（尿液静置 2 小时上层泡沫不会消失），低蛋白血症，高胆固醇血症，水肿（常开始于眼睑、面部，逐渐遍及四肢）。

## 2. 哪些药可以治疗肾病

采用以肾上腺皮质激素为主的综合治疗，包括：控制水肿，维持水电解质平衡，供给适量的营养，预防和控制伴随的感染，反复发作或对激素耐药者配合应用免疫抑制药，其中中药治疗目前以健脾补肾，配合控制西药治疗的副作用为主。激素用量会根据尿蛋白和全身症状情况逐渐减药，家长不可随意减量。

## 3. 得了肾病哪些药物不能用

肾脏是全身重要的排泄器官，很多药物是通过肾脏进行代谢，得肾病后很多药物都应该慎用，任何药都要在医师指导下服用，包括中草药、有肾脏毒性的抗生素、造影剂等。

## 4. 水肿期应如何控水限盐

水肿期不要吃稀饭、面条，尽量吃含水量少的食物，如孩子低蛋白血症不可过多地补充蛋白质，要根据医嘱摄入适量蛋白质，大量摄入蛋白质会增加肾脏负担，加重疾病；水肿少尿期需限制钠盐≤2 克/天，约 2 颗黄豆大小。待水肿好转后可以逐渐增加。病情稳定后可进食如鸡蛋，鱼，瘦肉，牛奶等优质蛋白质；起病初期过敏原检测结果未出来前尽量避免这类食物，如检测结果对这些食物不过敏就可以吃，如过敏则不能吃，待 3~6 个月复查过敏原再次评估。

## 5. 为什么出院后要预防感冒

由于肾病治疗需要使用糖皮质激素和/或免疫抑制剂，会导致人体免疫力低下，易继发各种感染，且感染常导致肾病病情加重或复发。所以平时居家注意环境和个人卫生，预防感冒，根据身体情况适当锻炼身体。在病情比较稳定的情况下，经医生评估可以进行流感疫苗接种预防流感。

## 6. 如何安全进行体育运动

要做到循序渐进，避免剧烈运动，一般以不出现肌肉无力、心慌、呼吸困难为宜，如慢跑、踢毽子。不建议打篮球、踢足球、打羽毛球等，这些运动时心跳难以稳定和掌握，因此不适合肾病的小朋友；尽量避免举重、跳高、跳远、赛跑、投掷等具有爆发性的非有氧运动。

有一些注意事项要重视：①要选择气候适宜、空气清新、环境安全的场所进行；②不要在风口及对流风下活动，以免发生上呼吸道感染，诱发肾病复发；③运动前要做热身和准备运动，如压腿、扭腰、转头、拉伸等，预防扭伤；④运动以微微出汗为宜，运动后适当按摩，放松肌肉，及时擦干汗液，避免受凉，适时补充水分；⑤对于已经感冒的小朋友不建议大量运动，以休息为主。

## 7. 什么时候可以预防接种

需根据当前病情及用药来确定是否可以接种，经专科医生或预防接种门诊开具证明。①可以接种：不使用免疫抑制剂的肾脏疾病孩子在无症状期可接种各类疫苗；使用免疫抑制剂的肾脏疾病在缓解期可接种灭活疫苗。②暂缓接种：在症状发作期暂缓接种各类疫苗。

## 8. 什么时候是观察尿液、测量体重的最佳时间

观察晨起第一次小便的颜色、尿量、尿液静置后有无泡沫、尿液有无异常的味道。

清晨空腹时，排空大小便，穿薄衣服，不穿鞋，每天差不多同一个时间，用同一个秤测量体重。

（洪忠芹）

# 第四节 尿毒症

## 1. 尿毒症有哪些表现

尿毒症一般指慢性肾脏病四期或五期，由于慢性持久性肾受损，身体出现一系列综合征。可能会出现全身多个系统的功能紊乱，如：①水电解质和酸碱平衡紊乱：少尿或无尿、水肿或脱水、高钠或低钠血症、高钾或低钾血症、低钙血症、高磷血症、高镁血症、代谢性酸中毒等；②消化系统表现：食欲缺乏、呼出气体有尿味、恶心呕吐、口腔糜烂、腹泻腹胀、上消化道出血等；③心血管系统表现：高血压，心慌、气短、不能平卧等心功能不全的表现，胸痛、胸腔积液等心包炎的表现；④血液系统表现：贫血，出血如鼻出血、皮肤出血、消化道出血、颅内出血等；⑤神经系统表现：易疲劳、记忆力减退、易怒、烦躁不安甚至抽搐等；⑥呼吸系统表现：X 线胸片发现肺炎、胸膜炎，甚至胸腔积液表现；⑦皮肤及肌肉表现：肤色变黄黑（尿毒症特征性面容）、皮肤奇痒（最常见症状之一）、肢体近端肌肉无力。

## 2. 尿毒症怎么治疗

治疗主要有两种，透析（血液透析、腹膜透析）和肾移植。还要配合合理用药，才能提高生活质量和延长寿命。

## 3. 什么是血液透析

血液透析是治疗终末期肾脏疾病的主要方法，起到代替自身肾脏的排泄解毒功能，也就是“人工肾”。血液透析装置主要由透析器、透析液、透析机及供水系统组成。通过透析器连接人体的血管通路将体内的血液引出，在透析器里通过弥散、对流、吸附和超滤等技术过滤掉人体中多余的毒素及水分，并补充一些需要的电解质及酸碱物质，净化后的血液再回输入体内。

## 4. 如何根据透析时间长短选择合适的血管通路

一般会根据血管条件结合透析时间的长短，选择中心静脉穿刺置管或者行动静脉内瘘术。需要长期透析的，血管条件又具备的可以考虑做内瘘术；有些低年龄的孩子或者预计 1 年内能去做肾移植的孩子就考虑做中心静脉置管，常用的是股静脉置管。

## 5. 什么是动静脉内瘘术

动静脉内瘘术一种血管吻合的小手术，将前臂靠近手腕部位的动脉和邻近的静脉做一缝合，使吻合的静脉中流动着动脉血，需要长期做血液透析的患儿，血管条件允许可以做动静脉内瘘术，利于穿刺，也能保证血液透析时的血流量。但是要注意内瘘长好成熟至少要 1 个月，一般术后 2~3 个月才能使用。

内瘘术后的孩子和家长应注意：保持瘘侧手臂的清洁，每天清洗局部，防止感染；每日监测血压；内瘘术肢不可负重，睡觉时不要压迫术肢；术后 10 天在医护指导下做健瘘操；注意保护内瘘术肢，避免碰撞，防止受伤；衣袖要宽大，术肢不佩戴饰物；自我监测内瘘吻合口有无震颤或杂音感觉，通畅的内瘘会有明显的震颤或搏动；避免术侧输液、抽血、量血压、持重物。

## 6. 血透期儿童行中心静脉置管后要注意些什么

每日查看置管处的敷料有无渗血渗液；导管外露长度是否有变化；不可擅自打开管道（敷料），防止出血，感染；保持置管周围皮肤清洁干燥；避免淋浴；适当运动；股静脉置管的孩子穿宽松衣裤，避免 90° 坐姿以免发生折管，每天测量置管侧大腿围的粗细，有增粗时和对侧大腿做比较，并观察皮肤的颜色和皮肤温度，发现皮肤颜色青紫、发白、温度凉等异常情况，需及时告知医护人员。

# 7. 血透期儿童每天可以喝多少水

要记录每天进入及排出的液体量，注意体重变化。无浮肿，尿量正常，可正常饮水[50~80毫升/(千克·日)]，无尿或尿量减少的患儿，根据量出为入的原则，饮水量与尿量基本一样多，维持两次透析间期体重增长不超过体重的3%~5%。

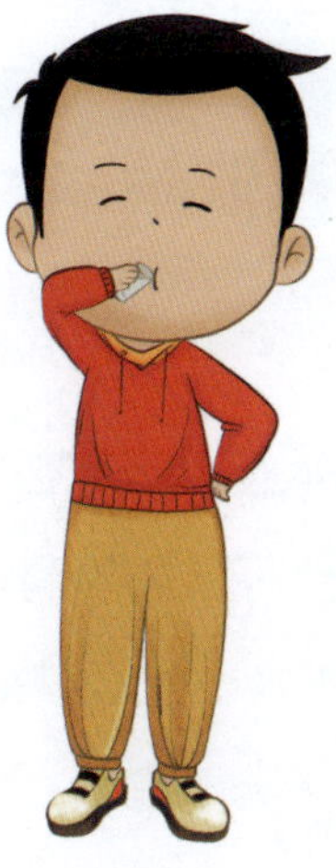

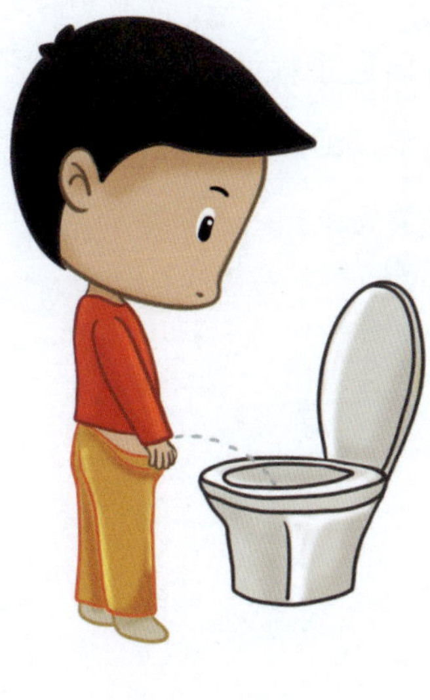

## 8. 血透期儿童饮食要注意些什么

充足的优质蛋白质(如鱼虾蛋奶等动物性蛋白质),每天每千克体重摄入1.0~1.2 克;限盐、限钠、限钾、限磷、限制液体摄入;控制脂肪和胆固醇摄入;补充钙剂、维生素;摄入充足能量;选择优质蛋白质食物(如瘦肉、牛奶、鸡蛋、鱼虾),避免深加工和含防腐剂的食物(如火腿肠、方便面、罐头);避免食用豆制品及动物内脏。

## 9. 血透期儿童皮肤瘙痒怎么办

饮食宜清淡,限制含磷食物(如动物内脏、牛肉、豆制品、坚果等)的摄入;不要直接用手抓、勤剪指甲;做好个人卫生,局部可涂保湿润滑剂;居室温度适宜,穿棉质内衣,保持皮肤清洁,出汗时勤更换,可按医嘱给予止痒剂、抗组胺类药;每 1~2 周增加血液灌流 1 次,清除大分子毒素。

## 10. 血透间歇可以运动吗

可以，以有氧运动为主，如行走、骑自行车、游泳等，遵循早期、系统、适度、循序渐进、动态调节的原则。

（浦丽娟）

# 第七章

# 内分泌系统疾病篇

# 第一节 糖尿病

## 1. 糖尿病能治好吗

糖尿病是由于人体内胰腺分泌的胰岛素减少或缺乏引起的糖、脂肪、蛋白质的代谢紊乱，引起血糖增高、尿糖增加的病症。

糖尿病大致可以分为 1 型糖尿病（diabetes mellitus type 1，T1DM）、2 型糖尿病（diabetes mellitus type 2，T2DM）、混合型糖尿病以及其他一些特殊类型糖尿病如急性胰腺疾病、药物或妊娠引起的糖尿病等。

对于 1 型糖尿病，目前医疗条件下需要终身使用胰岛素治疗，2 型糖尿病可通过控制饮食和运动来调节血糖，有治愈的可能性。

## 2. 糖尿病患儿有哪些典型表现

1 型糖尿病(T1DM):常发病于儿童或青少年时期,1 型糖尿病占所有糖尿病人群的 5%~10%,是儿童糖尿病最主要的类型。一般起病急,典型症状是“三多一少”即多尿、多饮、多食、体重减轻,常因感染、饮食不当等诱因发病。严重者可引起酮症酸中毒,其特殊表现为呼吸深长,呼气中有特殊的烂苹果味,脱水明显,短时间内可出现嗜睡昏迷。

2 型糖尿病(T2DM):是糖尿病中最常见的类型,2 型糖尿病占比为 90%~95%。但是儿童发病不多,由于近年来儿童肥胖症明显增多,儿童中发病有增加趋势。典型症状也是“三多一少”。

## 3. 如何护理糖尿病患儿

(1)主要的治疗方式有哪些:目前糖尿病是一种无法根治,但可以通过多种手段管理的疾病。主要围绕“药物治疗、血糖监测、饮食管理、运动管理以及患者和家庭的教育”五个方面来进行治疗和管理以确保血糖的达标,这五个方面又被称为糖尿病治疗的“五驾马车”。

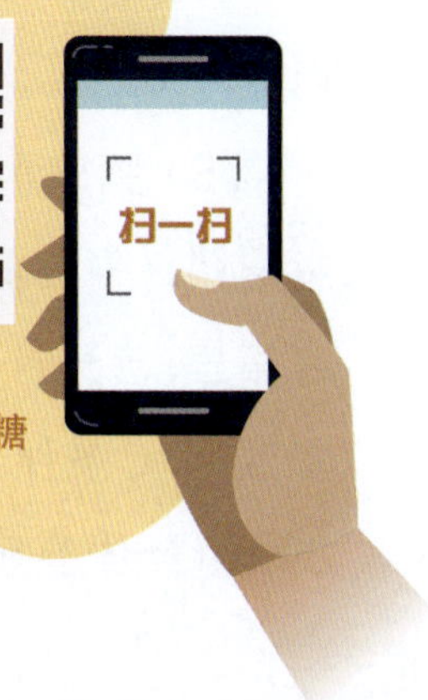


扫码看视频,
如何正确监测血糖

(2)血糖控制多少才算好:不同

年龄的儿童血糖控制目标值见表 7-1。

表 7-1 不同年龄的儿童血糖控制目标值

| 年龄 | 平时/(毫摩尔·升$^{-1}$) | 睡前/(毫摩尔·升$^{-1}$) |
|---|---|---|
| 小于 6 岁 | 5~12 | 7~12 |
| 6~12 岁 | 4~10 | 7~10 |
| 青春期及成人 | 4~8 | 7~10 |

（3）发生低血糖时如何处理：意识清楚时，予卧床休息，进食含糖食物（≤15 克），15 分钟复测血糖若低于正常，继续进食含糖食物（≤15 克）直至正常。意识不清时，应及时送医院。

（4）胰岛素注射的部位有哪些：适合注射胰岛素的部位是腹部、大腿外侧、上臂外侧和臀部外上侧。注射部位如下：①腹部：耻骨联合以上约 1 厘米，最低肋缘以下约 1 厘米；②脐周 2.5 厘米以外的双侧腹部；③双侧大腿前外侧的上 1/3，双侧臀部外上侧；④上臂外侧的中 1/3。

不同注射部位吸收胰岛素速度快慢不一，腹部最快，其次依次为上臂、大腿和臀部。

必须严格遵守每天同一时间，注射同一部位、每天不同时间，注射不同部位或左右轮换。在任何一个等分区域内注射时，连续两次注射应间隔至少 1 厘米，同一部位注射应间隔两周以上时间。

（5）胰岛素如何储存：未开封的胰岛素应储藏在 2~8℃的冰箱里，已开封的胰岛素在室温 25℃条件下保质期为 28 天（具体参照药物说明书）。

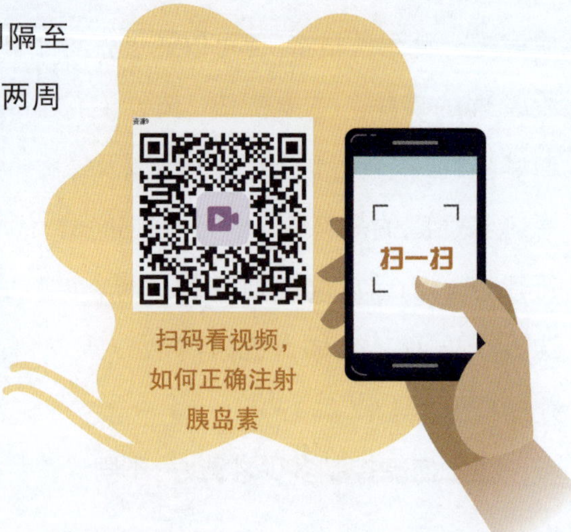

开封的胰岛素保存温度为正常室温即可，避免阳光下长时间暴露，可放抽屉内；若开封后储存于 2~8℃的冰箱内，注射前应当使其回暖，比如可在手掌之间滚动使其回暖。

## 4. 糖尿病患儿的饮食管理

（1）糖尿病儿童每天需要多少能量：糖尿病饮食是一种健康平衡的膳食管理，根据新版中国居民膳食指南，儿童轻体力活动每天所需能量可分为5 个年龄段（千卡/天），见表 7-2。

**表 7-2　不同年龄儿童轻体力活动每天所需热量**

| 年龄/岁 | 能量/（千卡·天$^{-1}$） |
|---|---|
| 2~3 | 1 000~1 250 |
| 4~6 | 1 200~1 400 |
| 7~10 | 1 350~1 800 |
| 11~13 | 1 800~2 050 |
| 14~17 | 2 000~2 500 |

（2）什么是糖尿病健康饮食餐盘：保证每天的食物总量满足生长发育的需要，注意饮食搭配和食物摄入顺序，应遵循营养师指导的方法进行饮食调节，一般建议先摄入蛋白质和脂肪含量高的食物，最后再吃碳水化合物或其他营养素的食物。

1）不含淀粉的蔬菜：例如胡萝卜、菠菜、芹菜等，占餐盘的 1/2。这些不含淀粉的蔬菜含有丰富的维生素和膳食纤维，可以有效地增加饱腹感，同时减少餐后血糖的高峰。

2）瘦肉（蛋白质）：如鸡胸肉、猪瘦肉，做法以烘烤和水煮最佳，占餐盘的1/4。瘦肉保证了蛋白质的摄入，满足自身新陈代谢需要（大豆及豆制品也是优质的蛋白质来源，建议广泛摄入）。

3）主食或含淀粉的蔬菜：土豆、玉米、糙米、杂粮饭、意大利面、米饭等。占1/4（优先级为根茎类植物，未精制加工谷物优于精制主食，如馒头和面条等）。

4）新鲜水果：一定要吃新鲜的水果，买回家的水果要放进冰箱，或者制作成水果罐头（糖尿病患者应该优先选择含糖量低的水果）。

5）含脂肪1%以下的乳制品：乳制品优先选择未添加糖的酸奶，液体奶中含有乳糖，单次大量摄入会升高血糖。

有两个小技巧介绍给大家。①在吃饭的时候细嚼慢咽，延长食物进入胃肠道进行消化吸收的时间，可以有效降低餐后血糖高峰。②规律三餐进食，不按时吃东西会容易造成下一餐过量摄入，就算是同等摄入量也会更容易出现餐后高血糖的现象。

### （3）纠正糖尿病的几个饮食误区

1）1型糖尿病的孩子能吃水果和冰淇淋吗：可以。控制好血糖就可以适当吃，但是要了解这种食物的能量和升糖指数，每多出10克碳水化合物计数需要1U的额外胰岛素配合使用胰岛素（根据自己的碳水系数进行调整）。

2）市场上卖的无糖糖尿病食物可以随便吃吗：不可以。无糖不代表无能量。无糖食物大多数指的是在生产过程中没有额外添加的糖，但是食物原材料中天然存在的各类糖还是有的，吃多了自然会对血糖产生影响。

3）秋葵、苦瓜可以降血糖，可以多吃吗：不可以。没有哪种食物是特效降血糖的，仅仅是对血糖影响较小，平时可以适量吃。

# 5. 糖尿病患儿的运动管理

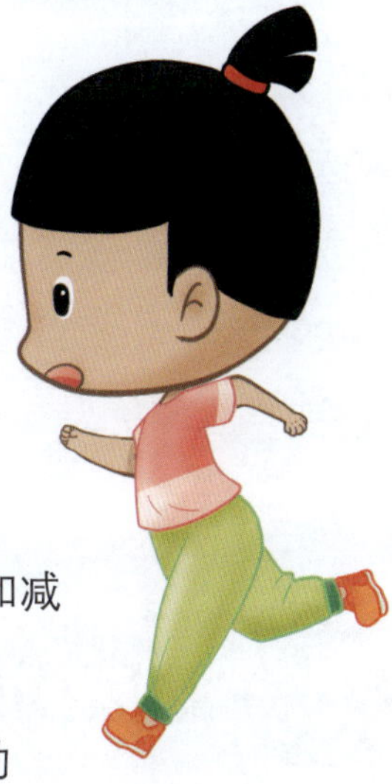

（1）运动能防治糖尿病吗

1）运动能促进肌糖原和血液中葡萄糖的利用，有利于降低血糖。

2）运动能抑制饭后血糖升高，饭后进行运动可以有效地降低餐后血糖。

3）运动可以减少糖尿病并发症的发生。长期的体育锻炼有利于促进新陈代谢，帮助降低血脂，预防和减少并发心脑血管疾病。

（2）可选择哪些运动：根据年龄，选择合适的运动方式。运动可以分成无氧运动以及有氧运动两大类。无氧运动包括比较激烈的肌肉活动像快跑、踢足球、打篮球等，有氧运动包括比较缓和的肌肉活动像慢跑、骑自行车、划船、游泳等。运动过程中注意做好血糖监测，如有运动过程中不适，及时停止运动。

（3）运动时如何避免低血糖

1）运动时机：提早计划好运动开始的时间，至少在运动前 1~2 小时就已经注射过餐前胰岛素并吃完饭，否则可能在运动刚开始时就有最大的降血糖效应。

2）开始运动前测血糖：如果低于 5~6 毫摩尔/升，在运动前要吃些食物。要等到血糖升高后才能开始运动；如果血糖高于 15 毫摩尔/升，运动前要测酮体；如果有大量酮体，要先注射额外的胰岛素（0.05~0.1 国际单位/千克），等候 1~2 小时才能开始运动。

3）每次运动的时间及频次：每次运动时间 30 分钟为宜，在进餐后 1

小时开始运动为宜。每周 3~7 次,运动间歇不超过 2 日,最好每天进行运动。

4)如何避免运动时低血糖:低血糖的常见症状包括颤抖、虚弱、异常出汗、口手发麻、饥饿等。值得注意的是低血糖反应可延迟至运动后的 18 小时。因此,在运动实施的前、中、后均应进行血糖监测,尤其是开始实施或调整运动处方时。运动前应根据血糖水平和运动强度调整碳水化合物的摄入量或药物剂量;注意注射部位的选择,应将胰岛素注射在活动幅度较小的腹部皮下组织内;结伴运动和医生监督下进行体育锻炼减少低血糖带来的危险性。

## 6. 糖尿病患儿的日常生活

(1)孩子去上学怎么办:应和老师、校医做好沟通,学校会提供帮助,如测血糖、打胰岛素、监督饮食。

(2)孩子在家里突然血糖高了怎么处理:首先查找原因,比如进食导致血糖升高(碳水化合物可直接转化为血糖,蛋白质和脂肪同样可以转化为葡萄糖);各种事情导致的精神紧张、亢奋、胰岛素未注射剂感染也会导致血糖不同程度的升高。如果孩子精神好,无不适,可以在线根据医生指导临时追加胰岛素剂量。如果孩子精神差,有呕吐等不适,及时到医院就诊。

(3)间隔多久到医院门诊复诊:为了减少和延缓慢性并发症的发生,建议糖尿病儿童定期进行检查,见表 7-3。另外,如有血糖控制不佳,需随时就诊。

表 7-3 糖尿病儿童各种检查复诊时间表

| | |
|---|---|
| 指尖血糖监测 | 三餐前后、睡前及 3:00 |
| 糖化血红蛋白 | 每 3 个月 1 次 |
| 生化全项 | 每年 1 次 |
| 体重指数(BMI) | 每 6 个月一次(空腹) |
| 眼病筛查 | 每 6 个月一次 |
| 肾病(小便) | 每 6 个月一次 |
| 周围神经病变 | 每 6 个月一次 |
| 心血管 | 每 6 个月一次 |
| 甲状腺功能评估 | 每 6 个月一次 |

(王娅芸 曹素英)

# 第二节 甲亢

## 1. 甲亢是怎么回事

甲亢又称甲状腺功能亢进，人体颈部的甲状腺可产生甲状腺激素，当甲状腺激素产生或分泌过多，可发生甲亢，出现甲状腺肿大、眼球外突及基础代谢率增高的表现，如心率快、颤抖、体重减轻、感到疲倦、乏力等。在儿童和青春期甲亢患者中女孩是男孩的 6~8 倍。

## 2. 甲亢有哪些治疗方法

甲亢主要采用抗甲状腺药物保守治疗，还有口服放射性 $^{131}I$ 治疗，以及甲状腺次全切除。对儿童而言首选的是药物保守治疗，对常规药物治疗无效者或反复发作者可选择放射或手术。

## 3. 甲亢儿童如何居家护理

（1）饮食调整：给予高蛋白高能量高维生素的忌碘饮食，忌海产品（海带、紫菜、带鱼、鲳鱼、海虾等）；忌浓茶、咖啡、巧克力等；烹饪用无碘盐、无碘酱油。

（2）监测脉搏：清晨醒来，未起床，测桡动脉搏动一分钟。心率大于 100 次/分时应提高警惕，及时去医院检查。

（3）适当运动：甲亢病情不稳定时不建议上体育课，病情控制后可做少量轻微体育活动。

（4）情绪引导：甲亢患儿常有情绪不稳定、焦虑、激动甚至暴躁，被老师和家长首先发现的是学业退步，患儿自诉学习时不能集中注意力。家长应给孩子正确的引导，保持心情开朗，消除紧张因素，尤其忌急躁、激动，避免劳累和精神刺激。

（5）门诊复诊：每月一次去医院复查，稳定后可延长至每2~3个月一次。复查甲状腺功能评估包括（TSH、$TH_4$、$FT_4$、$TT_3$）、血常规、肝功能、心率等，调整药物剂量。

## 4. 纠正认知误区

（1）甲亢需要终身服药吗：错。疗程满 2 年时，经复诊病情稳定者可以停药，1 月后复查 $T_3$、$T_4$、TSH，如复查值在正常范围，则可视为缓解而停止治疗。在停止治疗的半年内应随访，必要时每 3 个月复查 TSH、$TH_4$、$FT_4$、$TT_3$。停药后复发的诱因多为应激（如考试或其他生活应激事件）、感染或青春期。复发者在重新用药至缓解的疗程一般较短，常在 2~3 个月能获再次缓解。

（2）甲亢以后不能生育吗：错。病情不稳定不可受孕，病情稳定后可在专业医生指导下受孕，女性怀孕期间，需在内分泌专科医生就诊。

（王国英　曹素英）

# 第三节 性早熟

## 1. 什么是性早熟

（1）中枢性性早熟：中枢性性早熟又称真性或完全性性早熟，是由于下丘脑-垂体-性腺轴功能提前激活，促性腺激素释放激素脉冲式分泌增强，导致性腺发育和功能成熟。女童在8岁前，男童在9岁前出现第二性征或任何性发育特征初现年龄较正常儿童提前。

（2）外周性性早熟：外周性性早熟又称假性或部分性性早熟，是非受控于下丘脑-垂体-性腺轴功能所引起的性早熟，有性激素水平升高，并促使第二性征发育，但下丘脑-垂体-性腺轴不成熟，无性腺发育，无生育能力，包括以下四种情况：①性腺肿瘤；②肾上腺疾病；③使用了含激素的药物、食物、化妆品；④肝胚细胞瘤、McCune-Albright综合征。

## 2. 引起性早熟的相关因素

（1）食物中的激素与性早熟有关吗：是的。现在的家庭生活条件变得优越，营养得到改善，儿童生长和发育出现了加速趋势，导致性发育提前和性成熟者增多。社会的工业污染增多，很多蔬菜和禽肉类当中，都含有大量的激素，一些性激素间接进入人体后，易导致儿童性早熟。

（2）营养品和保健品对性早熟有影响吗：有影响。一些家长常给孩子吃增食欲、益智健脑的保健品，这些补品当中，常常含有激素成分，长期服用，可引起儿童血液中的激素水平上升，从而导致儿童性早熟。家长只要安排好孩子一日三餐的均衡饮食，合理搭配，就能保证孩子生长发育所需要的各种营养的供给。正常的儿童不宜服用各种滋补营养品，家长应让孩子避免进食可能含有性激素的营养品和保健品，也不要使用含有性激素的护肤品。

## 3. 判断性早熟需要做哪些检查

（1）体格检查：以下身体表现提早出现：女性表现有乳房发育、小阴唇变大、阴道黏膜细胞的雌激素依赖性改变、子宫、卵巢增大，阴毛出现，月经初潮。男性表现为睾丸和阴茎增大、阴毛出现，肌肉发达，声音变粗。男女性均有生长加速，骨成熟加速。

（2）血液检测：促性腺释放激素兴奋试验是诊断性早熟的一项重要指标。空腹抽取 0 分钟血后，为儿童注射小剂量的戈那瑞林，并且计算下次抽血时间。第一次抽血后，可以进食饮水，然后每间隔 30 分钟进行抽血一次，抽血时间如下:0 分钟、30 分钟、60 分钟、90 分钟、120 分钟共采集 5 次血标本,观察用药后不同时间点性激素分泌的情况。

(3)骨龄测定:根据手和腕部 X 线片评定骨龄,判断骨骼发育是否超前,骨龄超过实际年龄 1 岁可视为提前,发育越早,测骨龄超前越多。

(4)超声检查:常选择盆腔 B 超检查女孩卵巢、子宫发育情况,男孩注意睾丸、肾上腺皮质等部位。

(5)CT 或 MRI 检查:对疑有颅内肿瘤或肾上腺皮质病变患儿应选择进行脑部或腹部扫描。

## 4. 乳房饱满就是性早熟吗

错。肥胖儿童乳房一般都会显得很饱满,尤其是女童,但是不一定代表是乳房发育了,有些是因为肥胖儿童皮下脂肪组织堆积所致。发育的乳房有时可以摸到结节或乳腺组织,并有触痛感,同时可伴有乳晕增大,着色加深,乳头突出等表现,两者的区别可以通过乳房 B 超检查来区别。

## 5. 性早熟会影响成年后的身高吗

可能会的。儿童早发育过程中,出现骨骼生长加速和骨龄提前,使儿童早期身高比同龄儿高,但青春期成熟后身高反而比一般人群要矮小,故需要综合评估必要时早期干预治疗。

## 6. 如何治疗性早熟

（1）病因治疗：如果是肿瘤引起的要进行手术或化疗；甲状腺功能减退的给予甲状腺素治疗；先天性肾上腺皮质增生采用皮质激素治疗。

（2）激素治疗：使用促性腺激素释放激素类药物，通过竞争性抑制自身分泌的促性腺激素释放激素，使激素恢复到青春期前的水平，从而控制性发育，延缓骨骼成熟，改善最终身高。目前应用的缓释剂主要有曲普瑞林和亮丙瑞林，每四周肌内注射一次。

（曹素英　杨巾夏）

# 第八章

# 免疫系统疾病篇

# 第一节 过敏性紫癜

## 1. 过敏性紫癜是什么病

过敏性紫癜是儿童时期最常见的血管炎之一，是一种侵犯皮肤和其他器官细小动脉和毛细血管的过敏性血管炎，临床上以非血小板减少性可触性皮肤紫癜、关节炎或关节痛、腹痛、胃肠道出血及肾脏损害为主要表现，多数呈良性自限性过程，病情有轻有重，轻者仅为皮肤紫癜，一周左右好转治愈；重者还会有关节痛、腹痛、肾脏损害，病程长达数周。发病可能与感染、免疫学异常、遗传等因素相关。

## 2. 过敏性紫癜有哪些治疗措施

急性期卧床休息，有消化道出血时限制摄入粗糙食物，以流质为主。大量出血时考虑禁食、输血补液治疗，补充维生素 C，如有感染，医生会酌情使用抗生素治疗。

常用药物：肾上腺皮质激素（如甲泼尼龙琥珀酸钠）；免疫抑制剂（如吗替麦考酚酯、环磷酰胺等）；阻止血小板凝集的药物（如双嘧达莫）；严重病例可用丙种球蛋白冲击治疗。

## 3. 如何照护过敏性紫癜儿童

（1）消化道出血的照护：腹型紫癜发生率为 50%~75%，由于胃肠道黏膜血管受累，多数会表现为阵发脐周绞痛，也可波及腹部任何部位，可有压痛，但很少有反跳痛。可伴恶心、呕吐、腹泻、黑便、便血等消化道症状。要注意观察孩子呕吐和便血的次数、性状及颜色，有异常及时告知医务人员，遵医嘱要严格控制孩子饮食，逐步添加，减轻胃肠道负担，急性期孩子要卧床休息，做好安全防护，采用舒适体位缓解不适，及时给予心理疏导，分散注意力。

（2）饮食照护：腹痛或便血的孩子为避免加重胃肠道症状和负担，通常需要控制饮食，忌食粗糙、坚硬和对胃肠道有机械性刺激的食物。一般病情稳定后从米汤、米粥、烂面条等少量逐步添加，如添加饮食的过程中没有任何不适，可以慢慢过渡到米饭。疾病过程中家属和孩子都不能太着急，饮食不当可能是本病反复发作的诱因之一，需循序渐进慢慢恢复到正常饮食。在急性发作期尽量避免或少食用易致敏和辛辣、刺激性食物，如鱼、虾、蛋、辣椒等。可食用面条、馒头和白米粥等易消化食物，以及苹果、橙子、柚子和新鲜蔬菜等富含维生素 C 的食物，少量多餐，避免生冷饮食。

（3）皮疹观察：皮疹是过敏性紫癜的主要临床表现，主要分布在身体负重部位，以双下肢远端、踝关节周围密集表现多见，其次臀部。其他部位如面部、上肢、腘窝、躯干部、阴囊等部位也会出现。皮疹多数对称分布、成批出现，也可融合成片，皮损部位有可能形成出血性水疱，甚至坏死，出现溃疡。单纯的皮疹多少不能判断疾病的严重程度，还需要结合临床实验室相关检查和其他脏器系统临床表现，如腹痛、胃肠道出血、关节痛、肾脏损害等程度进行综合判断。皮疹不会一用药立即消退，会颜色逐渐变淡直至消退。一般 4~6 周后消退，不留痕迹；也可迁延数周或数月，部分病例间隔数周、数月后又复发。

（4）食物过敏的应对：医生会评估某种食物过敏的程度，如果为中重度过敏的，建议在疾病的急性期尽量减少或暂时停止这类食物的摄入，为保证机体的营养均衡摄入，视病情逐步添加，同时观察有无腹痛皮疹等不适反应。

## 4. 过敏性紫癜会复发吗

本病为自限性疾病。多数儿童预后良好。部分儿童可复发，复发间隔时间数周至数月不等。消化道出血症状较重者，如处理恰当，一般可以控制。肾脏病变轻重程度不一，肾脏受损程度是决定预后的关键因素。

## 5. 孩子出院后要注意什么

（1）饮食不当是本病反复发作的诱因之一，出院时正是在逐渐康复的阶段，所以出院后饮食上还应该稍加注意。发病后3个月内尽量避免食用辛辣食品，忌食粗糙、坚硬的食物，鱼虾蛋奶海鲜等容易过敏的食物暂时少食用，添加动物蛋白要逐样加、少量加，宜进食清淡易消化食物，增加新鲜蔬菜水果，由一种到多种、由少量开始逐渐增加，同时注意饮食卫生。

（2）保持皮肤清洁，剪短指甲，防抓伤、擦伤，用温水清洗皮疹部位皮肤，忌用碱性肥皂。穿宽松、柔软的棉质衣服，避免穿化纤类衣服，新买的衣裤鞋袜一律清洗后穿，减少对皮肤刺激。新的文具、玩具等买回来后尽量放置一段时间后再使用，减少对皮肤的刺激。

（3）适当参加体育锻炼，保持心情轻松愉快，预防上呼吸道感染。在花粉季节，过敏体质的儿童宜减少外出，外出时戴口罩，避免昆虫叮咬。

（蔡　丽）

# 第二节　儿童系统性红斑狼疮

## 1. 儿童也会得系统性红斑狼疮吗

会的。儿童系统性红斑狼疮是一种侵犯全身系统和多脏器结缔组织的自身免疫性疾病。结缔组织是一种人体的广泛组织，包括肌肉、韧带、肌腱、滑膜、细胞、血液等。自身免疫是指由于某些原因使人体自身的免疫系统错误攻击了自身的健康细胞，导致组织受伤出现临床表现。患儿体内存在多种自身抗体及免疫学改变。儿童狼疮的患病率目前尚不清楚，据国外文献统计，发病率为（10~20）/10 万，15%~20% 的狼疮患者在儿童期发病，约 85% 的病例在 8 岁后发病。我国近年来随着实验技术和临床诊断水平的提高，儿童狼疮的发病率增多，仅次于儿童幼年特发性关节炎，位列儿童结缔组织病第二位。本病的病因和发病机制尚不明确，目前一般认为是多因素的，其发病与遗传、紫外线照射、某些药物（如异烟肼）以及刺激，引起体内一系列免疫紊乱有关。

## 2. 系统性红斑狼疮有哪些表现

（1）全身症状：发热、食欲缺乏、乏力和体重下降等。

（2）皮肤黏膜症状：蝶形红斑、皮肤红色斑丘疹或出血性紫癜等、口腔溃疡、雷诺征（常于寒冷刺激或情绪激动等因素影响下发病，表现为肢端皮肤颜色间歇性苍白、青紫和潮红的改变）等。

（3）肌肉骨骼症状：关节炎、关节痛，可见于腕、肘、肩、膝、踝及手指，为游走性，也可呈持续性，但很少引起骨关节破坏和畸形，部分患儿在疾病活动期可出现肌痛和肌无力。

（4）心脏症状：心包炎多见，重症会出现心脏扩大、心力衰竭、冠状动脉病变。

（5）血管炎表现：狼疮危象（持续高热、全身极度衰竭伴剧烈头痛、剧烈腹痛、口腔严重溃疡、肾功能急剧下降伴高血压、狼疮肺炎或肺出血、严重神经精神狼疮表现）。

（6）肾脏症状：蛋白尿、血尿、肾功能减退和高血压等。

（7）神经精神症状：弥漫性脑功能障碍、局灶性脑功能障碍、周围神经损害。

（8）肺部及胸膜症状：急性狼疮性肺炎、广泛性肺泡出血及慢性间质纤维化等。

（9）胃肠道症状：腹痛、腹泻、恶心、呕吐等。

（10）肝脾淋巴结肿大。

（11）血液系统症状：贫血、血小板减少、网织红细胞增多、白细胞减少等。

（12）眼部症状：巩膜炎、虹膜炎、视网膜血管炎和出血。

## 3. 儿童系统性红斑狼疮的治疗用药有哪些

儿童狼疮常用药物有：肾上腺皮质激素，是治疗本病的主要药物；非甾体抗炎药是对狼疮患儿的发热及疼痛有效；羟氯喹对皮肤损害、光敏感及关节症状有较好效果；环磷酰胺、甲氨蝶呤、环孢素、吗替麦考酚酯等免疫抑制剂也会针对性使用。目前靶向性生物制剂也在临床上取得了良好的治疗效果，有效改善了疾病预后。医生会结合孩子病情选择治疗方案，家长需要配合医护人员做好治疗决策及用药效果观察。

## 4. 如何选择日常食物

给儿童提供优质蛋白、低脂、低盐、低糖、富含维生素和钙质食物，减少光感性食物的食用（避免白天食用，如食用需采取防晒措施），如无花果、紫云英、柠檬及芹菜等，避免辛辣刺激性食物的摄入。一些可用及不可用的食物可参照表 8-1。

**表 8-1　系统性红斑狼疮儿童可用及不可用的食物参考表**

| 食物种类 | 允许食用 | 避免食用/减少食用 |
|---|---|---|
| 主食 | 米面 | 红豆、膨化和油炸类主食 |
| 奶制品 | 脱脂或低脂牛奶或酸奶 | 全脂牛奶或巧克力奶 |
| 饮料 | 清水、果汁 | 含酒精饮料、咖啡、浓茶 |
| 肉类 | 禽类、水产及瘦肉（猪牛羊等切去肥肉） | 肥肉、动物内脏、腊肉、咸肉、罐头肉等 |

续表

| 食物种类 | 允许食用 | 避免食用/减少食用 |
| --- | --- | --- |
| 蔬菜 | 卷心菜、冬瓜、黄瓜、西红柿等 | 白萝卜、韭菜、芹菜、莴苣、土豆、香菜、苋菜、油菜、茄子、荠菜、蘑菇类、紫菜、田螺、菠菜、九层塔等光感性食物 |
| 水果 | 番茄、奇异果、猕猴桃、草莓、橘子、菠萝 | 柠檬、木瓜、芒果、无花果等光感性食物 |
| 其他 | 鸡蛋 | 蜂王浆、胎盘类、甲壳类 |
| 烹调方法 | 清蒸、清炖等 | 油炸、油煎等 |

## 5. 如何疏导情绪低落的孩子

红斑狼疮是自身免疫性疾病，需要靠药物控制疾病的发展，大部分患者需要终身治疗，要引导孩子建立信心积极治疗，鼓励孩子参与自身的治疗，发现孩子情绪低落要及时疏导。

作为家长要多倾听孩子的心声，这样他们才会感到被尊重和理解。

家长和老师应时刻观察孩子的情绪变化，如果发现孩子有任何异常的反应和行为，需要及时进行干预。常见的情绪异常表现有经常哭泣、失眠、过度敏感、不合群、少言寡语、情绪低落、兴趣减退等。家长和老师应该要鼓励孩子积极地表达自己的感受，培养孩子的情感表达能力，允许其任何不良情绪的发生，及时予以支持、鼓励，正向积极引导向他人倾诉，通过合理的途径转化负面情绪等。

当孩子心情压抑时，不妨鼓励做一些感兴趣的事情来转移注意力和放松自己。日常生活中，可以让孩子培养一种兴趣爱好，如绘画、弹琴、游泳等。当内心感到压抑时，鼓励做自己喜欢的事情来缓解压力，培养兴趣爱好可以让孩子学会更多的技能，帮助孩子获得成就感和建立起自信心。

## 6. 系统性红斑狼疮的预后

（1）这个病需不需要终身用药：系统性红斑狼疮是一个慢性疾病，目前本病尚不能根治，大部分需要终身用药。通过规范的药物治疗，改善不良的生活方式，大多能控制和缓解。自应用激素、生物制剂以来，预后有明显的改善，目前儿童狼疮 10 年生存率为 90%~95%，预后的改善有赖于对轻症疾病的早期识别和早期诊断，以及正规治疗。轻型的狼疮对孩子的学习和生活影响不大。如若累及肾脏损伤，发生弥漫性增生肾炎的患儿 10 年生存率相对较低。目前，感染已代替狼疮性肾炎和中枢神经系统受累成为狼疮患者的第一位死因，因此，预防感染为重中之重。

（2）得了这个病能不能上学：能。经过有效的治疗后，水肿及蛋白尿消失、血压正常、病情相对稳定时可以上学，参加一般的体育课不应劳累，应避免剧烈的运动（如军训、长跑、竞技比赛等），上下学途中避免晒太阳，应做好物理防晒处理。

（3）长大后还能不能生育：可以生育的。随着医学的发展和进步，对于患有系统性红斑狼疮的患者，只要病情稳定，在医生评估、指导下，选择合适的时机，是可以妊娠的。

（4）孩子脸上有蝶形红斑会不会消退：会的。脸上有蝶形红斑是系统性红斑狼疮的临床表现之一，只要正规治疗，按时服药，坚持治疗，病情缓解了，红斑就会慢慢消退的。平时做好皮肤的护理，保持皮肤的清洁卫生，使用清水清洁皮肤，避免使用碱性的肥皂、化妆品，避免接触刺激性的物品。外出注意防晒，避免皮肤直接暴露在日光下，以免加重皮肤损伤。

## 7. 日常生活中有哪些注意事项

（1）家长和孩子都要努力保持乐观的心态，建立应对慢性疾病的自信心。

（2）过度的日光暴晒可以引起皮损复发或使原有皮损加重，要避免长时间的紫外线照射，尽量减少外出，尤其是在夏天 10:00—16:00 之间。户外活动前，将暴露部位涂抹防晒霜，尤其注意面部、颈部、太阳穴、耳朵等部位。应选择儿童低刺激物理性的防晒霜，选择防晒指数至少为 30，并且能防御紫外线 UVA 和 UVB。出门穿长袖长裤，戴宽檐帽子，并使用能较好阻挡紫外线的遮阳伞。室内活动时，如果阳光较充足的时候也要拉上窗帘进行防护。

（3）避免使用青霉胺、普鲁卡因胺、氯丙嗪、肼屈嗪等药物，尽量避免使用含雌激素的药品和食品；不要滥用化妆品和外涂的药膏，选取护肤品时查看成分，选取植物性更安全；不能随意停用糖皮质激素以及其他免疫抑制剂，严格遵医嘱用药；不要迷信偏方。

（4）可以进行适宜的运动锻炼，如快步走、游泳、骑车、瑜伽等。

（5）免疫抑制剂的使用会影响疫苗的接种效果。接种前咨询专科医生或预防接种门诊。

（何菊香）

# 第三节 幼年特发性关节炎

## 1. 儿童也会得关节炎吗

会的。儿童的关节炎叫幼年特发性关节炎，是儿童时期常见的结缔组织病，以慢性关节炎为主要特征，可伴有全身多系统损害。一般指 16 岁以前起病，持续 6 周或 6 周以上的单关节炎或多关节炎，并排除其他已知原因。

常有发热、皮疹、关节肿痛、肝脾淋巴结肿大；部分儿童可有胸膜炎、心包炎、神经系统的改变；严重者合并巨噬细胞活化综合征，可危及生命。

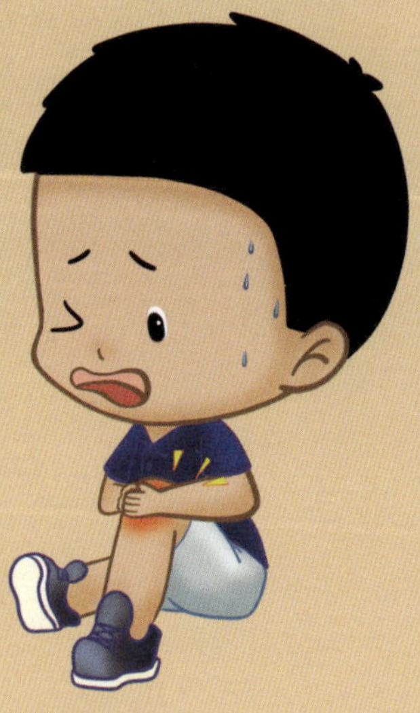

幼年特发性关节炎分为全身型、少关节型、多关节型、银屑病型、附着点炎症相关型。其中全身型幼年特发性关节炎，起病急骤，以高热为主要症状，弛张型高热是此型的特点，体温每日波动于 36~41℃之间，骤升骤降，一日内可出现 1~2 次高峰，高热时可伴有寒战，伴有乏力、食欲减退、发热，可持续数周至数月，热退后患儿活动如常。

## 2. 儿童关节痛和生长痛有什么区别

生长痛多为下肢疼痛，疼痛多于夜间发生，可能与骨骼与肌肉的快速生长有关。关节周围局部组织无红肿、压痛，CT、核磁检查及实验室检查无异常。无外伤史，一般不需特别治疗。病理性关节疼痛，可能会出现关节红肿、疼痛、发热、活动受限等症状。

## 3. 如何指导关节炎儿童的日常活动

适量运动对保持关节活动及肌肉强度、预防关节畸形极为重要。

在起病急性期卧床休息，急性期过后在康复师指导下尽快康复治疗，鼓励儿童进行循序渐进锻炼。从一天两次，每次 5~10 分钟逐渐延长到一天多次，每次 15~20 分钟。以主动运动、主动肌肉伸缩运动来增强关节功能。

孩子若没有关节晨僵症状，那么早上起床后就可以鼓励活动，如果有晨僵的话，用热敷改善症状后开始活动。活动量以孩子不感觉疲劳为度。需注意避免长时间站立及长距离行走，会增加关节承受力。

## 4. 使用激素治疗副作用很大，可以不用吗

肾上腺皮质激素可以改善关节炎症，常用药物有：甲泼尼龙琥珀酸钠、地塞米松、醋酸泼尼松等。短期内使用激素，对人体伤害不大，但是在长期的应用过程中也会出现一些副作用。如库欣综合征，高血压，消化道溃疡，骨质疏松，精神兴奋，满月脸，水牛背，痤疮，多毛，抑制生长发育等。所以一定要在医生的正确指导下使用，病情得到控制后医生会逐渐减量治疗。待激素减量或停用后副作用会慢慢减轻，逐步恢复。治疗期间不得擅自减量和停药，以免发生病情反复或加重。

## 5. 儿童关节炎日常生活护理

（1）孩子的关节炎会不会留下畸形甚至残疾：诊断明确的患儿，病程短且经过及时正规的治疗，一般不会留下畸形。全身性关节炎的预后相对较差，多数患儿会有长期的功能障碍，程度不等，若不正规治疗，关节症状反复发作、持续数年者关节僵直变形，关节附近肌肉萎缩，最常见的梭状指；下肢髋关节、膝关节受损后需要拐杖行走或依靠轮椅。

（2）孩子的关节炎是急性的还是慢性的：除全身型幼年特发性关节炎是急性起病外，其余都是慢性起病。正规治疗可以减少致残和关节畸形，若不进行规范治疗致残率高达 50%~70%。

（3）孩子好转出院后要不要按时预防接种：需专科医生评估后确定是否可以接种疫苗。根据病情及用药情况，经过专科医生评估后，可以考虑接种灭活疫苗（死疫苗）。对于使用免疫抑制剂的儿童，尽量避免接种活疫苗，如需接种，需谨慎权衡利弊，接种前需要咨询免疫科专科医生或预防接种门诊。

（4）生活护理中的注意事项有哪些

1）按时按量服药：不能随便停药、换药、减药，服药期间必须在医生指导下进行，定期门诊复查。

2）重视功能锻炼：急性期以卧床休息为主，急性期过后尽早开始关节的康复锻炼，帮助患儿做关节的被动运动和按摩，以后逐渐进行适当的体育活动，如游泳、抛球、骑脚踏车等，可避免肌肉萎缩，防止关节僵直和废用。若运动后关节疼痛肿胀加重，可暂时停止运动。

3）注意改善饮食，提供营养丰富的高蛋白、高维生素、富含钙的食物，如鱼虾蛋奶等，饮食多样化，均衡营养，提高自身免疫力。

4）定期复查，根据病情需要定期进行相关实验室检查，如血常规、血沉、C 反应蛋白、免疫检测，影像学检查等。

5）注意关节保暖防寒，预防各种感染，可减少疾病的反复发作。

（朱安秀）

# 第九章

# 血液系统疾病篇

# 第一节 原发性免疫性血小板减少症

## 1. 什么是儿童原发性免疫性血小板减少症

儿童原发性免疫性血小板减少症是指儿童期发生的一种无明确诱因的以血液中的血小板计数减少为主要特点的出血性疾病，常表现皮肤、黏膜自发性出血、血小板减少、出血时间延长和血块收缩不良。儿童原发性免疫性血小板减少症是一个良性自限性疾病，年发病率为(1.6~5.3)/10万，80%的病例在诊断后12个月内血小板计数可恢复正常，仅20%左右的病例病程持续1年以上。

## 2. 原发性免疫性血小板减少症是如何发病的

原发性免疫性血小板减少症的发病机制尚不明确，患儿发病前常有病毒感染史，多数认为是血小板自身抗体介导的血小板过度破坏和/或血小板生成减少。简单来说，就是人体产生了抗血小板抗体，导致血小板功能异常、寿命缩短、破坏增加、生成减少，从而破坏了血小板的止血功能，导致出现各种出血症状。

## 3. 原发性免疫性血小板减少症有哪些表现

原发性免疫性血小板减少症的临床表现以皮肤黏膜出血为主，遍布全身，以四肢较多，常有鼻出血、齿龈出血，严重者可有内脏出血，甚至颅内出血，颅内出血的发生率 <1%。也有部分患儿仅有血小板减少，没有出血症状。

## 4. 原发性免疫性血小板减少症患儿是否需要进行骨穿检查

初次诊断时，对具有典型表现的原发性免疫性血小板减少症患儿，在无须应用糖皮质激素时可以不常规进行骨髓穿刺；应用糖皮质激素治疗前，建议完善骨髓穿刺；对不具有典型表现的原发性免疫性血小板减少症患儿，推荐进行骨髓穿刺。

## 5. 不同程度的原发性免疫性血小板减少症治疗上有何特点

原发性免疫性血小板减少症多为自限性，治疗措施更多取决于出血表现和生活是否受到疾病干扰，而非血小板数目。

如果出血轻微且生活没有受到疾病干扰时需要密切观察随访。随访期间需加强保护，避免外伤、感染，以减少出血风险；定期复查患儿血小板计数和变化趋势，及时评估出血风险。如血小板计数 $<20\times10^9$/ 升，考虑出血风险增加，需要来院治疗。医生会选择常规剂量短疗程糖皮质激素治疗。

如果皮肤黏膜出血较多，有影响生活，医生会考虑使用免疫球蛋白开展紧急治疗，再选择大剂量糖皮质激素治疗。

如果严重出血，治疗方案是大剂量糖皮质激素与免疫球蛋白联合使用，可迅速提升血小板计数、更快控制出血。

## 6. 如何居家护理原发性免疫性血小板减少症患儿

（1）规律作息，保证每日 8~10 小时睡眠时间。适当活动，避免剧烈运动和有对抗性的运动，如拳击、摔跤等。避免挖鼻孔，避免用力排便、避免跌倒及外伤，防止出血。

（2）饮食应软烂易消化，进食高蛋白、高能量、高维生素的食物，如：鸡蛋、牛奶、瘦肉、鱼虾、新鲜蔬果；避免过热、过硬、辛辣、盐腌、油炸等刺激性食物。

（3）在医生的指导下正确用药，激素治疗不可随意减量或停药，以免出现"停药综合征"。避免应用对血小板有损伤的药物，如阿司匹林、吲哚美辛、保泰松和右旋葡萄糖酐等。

（4）门诊监测血常规，每周 2~3 次，病情稳定后调整监测时间。

（5）观察有无自发性皮肤、黏膜出血，有无血尿及血便、黑便，学会鼻出血及牙龈出血的紧急止血方法，如有发热、出血不止、严重头痛、精神不佳，及早就医。

（6）尽量避免出入公共场合，外出戴口罩，避免与感冒患者接触，防止病毒感染。

（7）避免接触动物，防止动物咬伤（接种狂犬病疫苗有血小板减少的风险）。

（熊　瑛）

# 第二节 血友病

## 1. 血友病是遗传病吗

是的。血友病是一组遗传性出血性疾病，呈 X 染色体连锁隐性遗传，主要分为血友病 A（凝血因子Ⅷ缺乏症）和血友病 B（凝血因子Ⅸ缺乏症）两型。临床表现为关节、肌肉、内脏和深部组织自发性或轻微外伤后出血难止，常在儿童期起病，反复关节出血导致患儿逐渐出现关节活动障碍而残疾。

男性人群中，血友病 A 的发病率约为 1/5 000，血友病 B 的发病率约为 1/25 000。所有血友病患者中，血友病 A 占 80%~85%，血友病 B 占 15%~20%。女性血友病患者罕见。

## 2. 如何治疗血友病

（1）急性出血时的治疗

1）凝血因子替代治疗：是目前血友病最有效的急性出血的止血措施。原则是早期、足量、足疗程。根据出血部位和出血严重程度来决定凝血因子替代治疗的剂量和疗程。

2）血友病A的替代治疗：首选基因重组的FⅧ制剂或者病毒灭活的血源性FⅧ制剂，无条件者可选用冷沉淀或新鲜冰冻血浆。

3）血友病B的替代治疗：首选基因重组的FIX制剂或者病毒灭活的血源性凝血酶原复合物，无条件者可选用新鲜冰冻血浆等。

（2）辅助治疗：原则是制动、休息、冷敷、压迫、抬高。是在肌肉和关节出血时除输注凝血因子外很重要的处理措施。

（3）血友病的预防治疗：预防治疗是指在血友病患儿出血发生前，有规律地使用凝血因子替代治疗，保证血浆中凝血因子长期维持在一定水平，从而减少出血、降低致残率、改善患儿的生活质量。

## 3. 血友病儿童容易出血的部位有哪些

血友病患儿可以发生任何部位的出血，但多数出血集中在关节、肌肉；其他部位也可有皮肤、黏膜出血，如瘀斑、鼻衄、口腔出血、消化道出血、泌尿道出血等；严重危及生命的出血，如内脏出血、颅内出血等。重型患儿出血表现明显，且常在没有明显外伤诱因时自发性出血，而轻型患儿仅表现为外伤或术后的出血倾向。

# 4. 如何处理各种出血

（1）关节出血：出血时快速补充凝血因子可以治疗和阻止进一步出血。只要足剂量地补充凝血因子，就能有效防止自发性的关节出血。

（2）牙龈出血：主要原因是外伤和牙源性出血两种。牙源性出血指的是替牙期出血、自发性牙龈出血、拔牙后出血。血友病儿童在换乳牙或患有牙周炎时，都容易出现牙龈出血，可用吸收性明胶海绵，放在出血处，另加棉球压迫止血；如果止不住，就需要输注凝血因子，一般因子浓度提高到 20% 即可止血。另外，平时注意口腔保健，防治龋齿和牙周炎很重要。

（3）流鼻血：流鼻血常用的止血方法是：指压法、冷敷法、收敛法、填塞法。

1）指压法：让孩子取坐位或者半卧位，用拇指、食指捏紧鼻翼压迫鼻中隔前下方。

2）冷敷法：前额部或鼻部冷敷，重点是头一定要略前倾，不能后仰。

3）收敛法：指导孩子自我调节，消除紧张心理，安静休息，以减少出血。

4）填塞法：用棉球填塞，鼻部填塞物应 72 小时取出，最长不要超过 6 天。

（4）无痛血尿：一般看着很红，但出血量并不一定很多，出血严重时也会伴有严重的肾绞痛。出血时需要及时到医院，接受专业医生的正规治疗，输入足量的凝血因子，一般凝血因子水平要提高到 30%~50%，而且止血后还要巩固治疗 1~2 天，避免反复。出血期间，孩子要卧床休息，多喝水多排尿，避免血块堵住尿道。

（5）消化道出血：临床表现为黑便和呕血，需要及时到医院，遵医嘱规范治疗。消化道出血后要禁食1~2天，一般要把凝血因子水平提高到40%~50%，输注凝血因子，一天2次，而且要持续3~7天，同时输入抑制胃酸的药物，如奥美拉唑等，直到大便正常。有少量出血无呕吐的患者可以适当进食，因进食可减少胃收缩运动并可中和胃酸，促进溃疡愈合，减少出血，宜选择营养丰富、易消化、温凉、清淡半流质、软食，少量多餐。

## 5. 血友病儿童如何安全运动

（1）血友病儿童参加日常体育锻炼有以下益处：改善关节和肌肉功能，减少出血风险；避免肥胖和加重关节负担；缓解压力和焦虑，保持良好的心情。

（2）推荐的运动：游泳、步行、慢跑、骑车、打羽毛球、打高尔夫球等；运动前进行热身，可预防性使用凝血因子；运动后注意休息。

（3）有危险不建议的运动：竞技性运动，如拳击、打橄榄球、踢足球、打排球、武术、摔跤等；高风险的运动，如滑雪、体操、骑马、赛车、攀岩、玩滑板等。

（4）安全运动注意要点：活动从小量开始，循序渐进；活动时动作应缓慢，肌力活动和关节活动度练习应在无痛范围内进行，不宜强度过大；如果关节活动正常，不需做大范围活动，加强局部锻炼，同时重视全身其他部位训练，注意减少劳损；如果早期锻炼时出血，停止锻炼，立即行因子替代治疗。

（韩丽鲜）

# 第三节 蚕豆病

## 1. 什么是蚕豆病

蚕豆病即葡萄糖-6-磷酸脱氢酶（G-6-PD）缺陷症，是由于红细胞内先天缺乏 G-6-PD 的遗传性疾病，最初由食用蚕豆导致急性溶血及贫血而引发关注，故俗称“蚕豆病”。

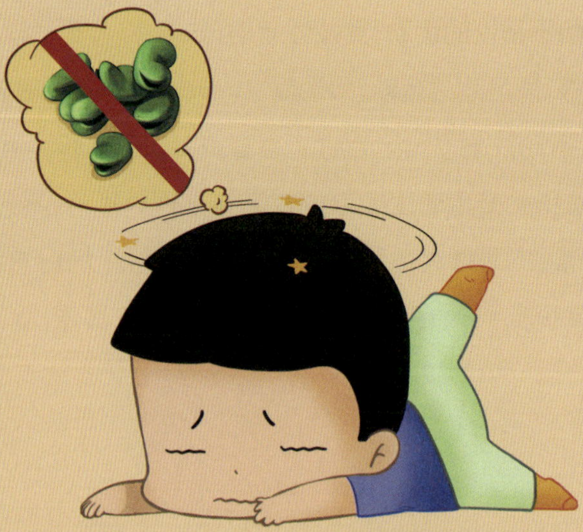

## 2. 蚕豆病有哪些表现

平时无明显症状，通常食用蚕豆后24小时、最晚3天后溶血发作，急性溶血期持续7~10天。表现为贫血、黄疸及典型的酱油色或浓茶样血红蛋白尿。重者可出现溶血危象，表现为急速贫血，伴畏寒、发热、恶心、呕吐、口渴、腹痛、腰痛、背痛等症状。极重型患者病情发展迅速，可出现神志不清、抽搐甚至休克。由于血红蛋白尿或肾脏局部缺血造成肾脏损伤，也可以导致急性肾衰竭。如果对症处理不及时，会危及生命。

临床病例表明，新鲜蚕豆比干燥蚕豆和冷冻蚕豆更易导致溶血。母亲食蚕豆后哺乳患儿，也可导致患儿溶血。

## 3. 哪些诱因可引发溶血

（1）红细胞G-6-PD遗传缺陷是产生溶血的遗传背景，在此基础上，某些氧化性的食物（如蚕豆）和药物（如奎宁）、感染（病毒和细菌）、机体应激状态（如感冒、新生儿出生）等因素均可作为溶血诱因而引发溶血。

（2）食物诱因不限于蚕豆，已报道的其他可能引起G-6-PD缺陷症患者急性溶血的食物还有红酒、蓝莓或含有蓝莓的酸奶制品、苦瓜、菠萝等。

## 4. 如何纠正贫血

对于严重贫血的儿童，医生会采取输血治疗。因 G-6-PD 缺陷症有溶血自限性，故输血频率不宜过多。严重贫血的婴幼儿，输血速度要慢，家长不能因为机体缺血而急迫地要求快速输入血液。

## 5. 基因缺陷的父母是如何遗传给宝宝的

（1）G-6-PD 缺陷症遗传方式为 X 性联不完全显性遗传，具有不同的表现度。男性半合子与正常女性婚配，所生儿子全部正常；女儿全部携带该 G-6-PD 缺陷基因。

（2）女性杂合子与正常男性婚配，有 50% 概率遗传给后代。

（3）女性纯合子与正常男性婚配，儿子 100% 为携带该缺陷基因的半合子，女儿 100% 为携带该基因的杂合子（表 9-1）。

表 9-1 生育 G-6-PD 缺乏症宝宝的概率

| 爸爸+妈妈 | 生下 G-6-PD 缺乏症宝宝的概率 | |
|---|---|---|
| 正常+携带基因 | 男宝宝（50% 患者） | 女宝宝（50% 携带基因） |
| 患者+正常 | 男宝宝（100% 正常） | 女宝宝（100% 携带基因） |
| 正常+患者 | 男宝宝（100% 患者） | 女宝宝（100% 携带基因） |

## 6. 如何照顾 G-6-PD 缺陷症儿童的日常生活

（1）禁食干、鲜蚕豆或蚕豆制品，禁食金银花加工品、避免在蚕豆开花、结果或收获季节去蚕豆地，在急性期，黄豆酱油、豆腐等可能致病的豆制品都应注意。

（2）日常用品注意成分，衣橱及厕所不可以放樟脑丸（又名：卫生球、臭蛋丸等），衣服不要存放樟木箱中，避免接触萘酚衍生物（如：臭丸、萘啶酸、萘酚等）。

（3）不使用有致病可能的外用药或护肤品，如：龙胆紫（又名紫药水）、水杨酸甲酯、颜料、薄荷膏、无比膏、平安膏、跌打酒（有牛黄）、蓝汞水、紫药水、金银花制剂、白花油、万金油或红花油等（均含有水杨酸）、某些杀虫剂的喷雾。

（4）发现患儿有血尿、皮肤黄染等溶血症状时，请尽快到医院就诊。

（5）任何疾病就医时应主动告知医生患儿有 G-6-PD 缺陷症，医生会避开可能导致溶血的药物。

（6）禁用及慎用药物见表格 9-2。

表 9-2　G-6-PD 缺陷症患儿禁用及慎用的药物

| 药品分类 | 禁用 | 慎用 |
|---|---|---|
| 退热止痛药 | 阿司匹林、非那西丁、安替比林、氨基比林（复方氨基比林，阿尼利定）、安乃近、乙酰苯胺、复方阿司匹林、小儿退热片、索米痛片、匹拉米洞 | 对乙酰氨基酚、日夜百服宁、小儿退热栓、保泰松 |
| 抗疟药 | 伯氨喹、抗疟喹、戊奎 | 氯喹、奎宁、乙胺嘧啶、米帕林 |
| 磺胺类 | 磺胺吡啶、对氨苯磺酰胺、磺醋酰胺、磺胺甲基异噁唑片、复方磺胺异噁唑片 | 磺胺甲嘧啶、磺胺乙胞嘧啶、磺胺嘧啶、磺胺咪、磺胺二甲基异噁唑、磺胺甲氧吡嗪 |

续表

| 药品分类 | 禁用 | 慎用 |
| --- | --- | --- |
| 呋喃类 | 呋喃妥因、呋喃唑酮、呋喃西林 | |
| 砜类 | 噻唑砜 | |
| 其他类 | 萘啶酸、尼立达唑、硝酸异山梨酯、亚甲蓝、苯乙肼、三硝基甲苯、甲苯胺蓝、萘(樟脑丸)、二巯丙醇 | 氯霉素、链霉素、异烟肼、氯己定、维生素 C、苯妥英钠、对氨基苯甲酸、苯海拉明、秋水仙碱、左旋多巴、丙磺舒、普鲁卡因胺、苯海索、三氧甲卞氨嘧啶、氯苯那敏、奎尼丁、维生素 $K_3$、维生素 $K_4$、氨茶碱 |

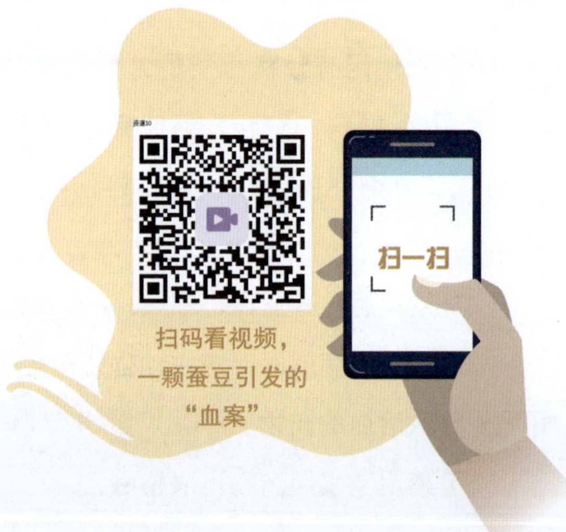


扫码看视频，
一颗蚕豆引发的
“血案”

（姚艳华　韩丽鲜）

# 第四节 再生障碍性贫血

## 1. 再生障碍性贫血就是白血病吗

不是的。再生障碍性贫血(简称“再障”)是由于多种原因导致的骨髓造血功能衰竭,表现为骨髓中有核细胞增生低下和外周血液中全血细胞(包括血小板、血红蛋白、白细胞)减少为特征的骨髓衰竭性疾病。而白血病是指骨髓生产出大量异常血细胞,多数表现为外周血液中幼稚白细胞异常增多,产生严重症状。两者骨髓病变不同,血液里的异常血细胞不同,治疗方法也完全不同。再障在我国的年发病率为 0.74/10 万,可发生于各年龄组,男女发病率没有明显差别。

## 2. 再障孩子有哪些常见的表现

再生障碍性贫血最常见的表现有：贫血、出血、感染。

（1）贫血：孩子会出现面色苍白、全身乏力、头晕眼花、心悸、气短等症状，并呈进行性加重。

（2）感染：大部分孩子都会出现发热。体温多数在38.0℃以上，以呼吸道感染最常见，表现为咽痛、咳嗽、咳痰等。重型再障的发热为高热，很难控制，最常见于呼吸道感染，多合并败血症。非重型再生障碍性贫血发热较重型要轻，且容易控制，一般持续一周左右，极少数孩子会合并败血症。

（3）出血：重型再障孩子的皮肤、黏膜和内脏会有不同程度的出血，皮肤可有出血点、瘀斑，牙龈、口腔黏膜、鼻腔易发生出血，还可能有呕血、便血、尿血、眼底出血等内脏出血症状，重型孩子病情重，起病急，进展快，严重者甚至会出现颅内出血。非重型孩子病情轻，可有不同程度的皮肤、黏膜和内脏出血。

## 3. 日常出现哪些症状需要及时就医

我们日常生活中出现以下症状需要及时就医：

（1）观察到孩子出现头晕 、乏力、心悸气短，面色、嘴唇、甲床苍白等贫血症状，需要及时血液科就医。

（2）孩子有反复发热，体温在39℃以上，常规抗感染效果差，需要及时就医，并开展检查血液系统相关检查。

（3）当孩子皮肤黏膜有红色出血点，四肢出现瘀斑，有反复鼻出血、牙龈出血、便血、血尿等，需要及时就医查明原因。

## 4. 确诊再障前必须骨髓穿刺检查吗

是的。临床中需要做血常规、骨髓穿刺检查来确诊疾病。

（1）血常规检查：全血细胞减少伴网织红细胞绝对数下降，淋巴细胞比例增高。至少符合以下三项中两项：血红蛋白 <100 克/升；血小板 $<50\times10^9$/升；中性粒细胞绝对值 $<1.5\times10^9$/升。

（2）骨髓穿刺：骨髓增生减低或重度减低；小粒空虚，非造血细胞比例增高；巨核细胞明显减少或缺如；红系、粒系细胞均明显减少。

（3）骨髓活检：全切片增生减低，造血组织减少，非造血细胞增多。

## 5. 再障有哪些类型

根据疾病变化速度和病情轻重，可分为：①急性型：表现为起病急、进展快、病情重。②慢性型：特点是起病缓慢、进展慢、病情轻。

根据病因分型：①先天性：大多是由于基因突变等遗传因素导致的，可表现为智力低下、食欲缺乏、发育不良等。②获得性：大多是由于病毒感染、使用化疗药物或长期接触放射性物质等原因导致，症状以贫血、出血、感染等为主。

根据症状轻重分型：①重型：症状较重的孩子，可表现为持续高热，严重的出血症状，如呕血、内脏出血、颅内出血等，还可出现严重的感染症状，如败血症。②非重型：症状较轻的孩子，常表现为面色苍白、乏力、头晕等，症状可进行性加重。

## 6. 再障有哪些主要治疗呢

（1）对症支持治疗：避免剧烈活动，防止外伤及出血，尽量避免接触对骨髓造血有损伤作用的药物；注意饮食和口腔卫生；重型再障孩子应予保护性隔离，有条件者应入住层流病房；避免出血，防止外伤及剧烈活动；予心理护理；对症治疗主要是预防和治疗血细胞减少相关的并发症，如出现发热给予抗感染治疗；出现严重贫血及血小板减少或存在明显的出血症状时，给予输注红细胞及血小板治疗。

（2）免疫抑制治疗联合促造血治疗：此方案为不适合移植的重型再障孩子的一线治疗方案。

（3）造血干细胞移植治疗：造血干细胞移植是治疗再障的有效方法，具有起效快、疗效彻底、远期复发风险小等特点。对于重型/极重型再障，有同胞全相合供者的，首选造血干细胞移植。对于重型/极重型再障，在没有同胞全相合供者时，无关供者 HLA 配型（9~10）/10 相合及单倍型供者移植也是可以考虑的。

## 7. 再障输注血制品能治愈吗

再生障碍性贫血输注血制品属于支持疗法，如红细胞输注指征为：血红蛋白 <60 克/升，输注悬浮红细胞。重型再障预防性血小板输注指征为：血小板 $<20\times10^9$/升，病情稳定者血小板输注指征为：血小板 $<10\times10^9$/升。如有严重出血者应积极输注单采浓缩血小板。血制品输注可以预防和治疗血红蛋白和血小板减少导致的相关并发症，但是不能彻底治愈疾病，治愈疾病需要进行骨髓造血干细胞移植。

## 8. 造血干细胞移植可以治愈再障吗

造血干细胞移植是治疗重型再障和输血依赖性-非重型再障的重要手段。移植时机与疾病的严重程度、供者的来源密切相关，应严格掌握指征。

重型再障孩子如有同胞相合供者，应尽快进行造血干细胞移植治疗；在短期 1~2 个月内能找到合适供者并完成供者体检的孩子，可直接进行造血干细胞移植；其余在接受免疫抑制治疗 3~6 个月无效后再接受造血干细胞移植治疗。

## 9. 可以寻找哪些人群作为移植供者配对

单倍体造血干细胞移植：是指供者和受者有一半染色体 HLA 抗原相同，或者来自父亲，或者来自母亲。近年来，单倍体相合造血干细胞移植在全世界范围内的广泛开展，使得几乎所有的孩子都可能找到单倍体相合的造血干细胞供者，因为单倍体相合供者可以从父母、子女、兄弟姐妹、叔叔、舅舅、姑姑、姨妈以及表兄弟姐妹等亲缘关系的人群中寻找。目前，国内，单倍体干细胞移植总体植入成功率 >90%，出现严重并发症，接受造血干细胞移植的再障患儿的长期总生存率在 70%左右。

## 10. 再障儿童日常护理需要注意哪些方面

（1）注意休息，避免剧烈运动，防止磕碰，适当锻炼，注意劳逸结合；病情严重者需绝对卧床休息。

（2）预防感染：尽量避免去人多的公共场所，外出需佩戴口罩；注意保暖，避免受凉。

（3）营养均衡：以高蛋白、高维生素、高能量、易消化食物为主，避免进食硬物及辛辣刺激性食物：如浓茶、咖啡等，并注意食物新鲜，餐具的清洁卫生。

（4）个人卫生：平时用软毛牙刷刷牙或用漱口液及清洁纱布清洁口腔；保持大便通畅，避免因便秘引起肛裂，继而诱发肛周感染。

（5）观察皮肤及口腔黏膜有无出血情况，注意有无血尿、黑便等情况，注意会阴部和肛周皮肤清洁卫生，每日清洗两次；女生月经期注意月经量，如有异常及时就诊。如果出现视力模糊、头痛、头晕、呕吐等不适，立即就医。

（6）避免接触有毒、有害的化学物质及放射性物质。

（7）如果是重型再障需要进行造血干细胞移植的孩子，做好移植前的准备。

（8）心理护理：加强沟通交流，了解治疗方案，缓解焦虑和不安情绪，积极配合医护人员完成治疗。

（于宗巧　吴江红　闻　芳）

# 第五节 白血病

## 1. 认识白血病

（1）白血病是怎么回事：血液是由红细胞、白细胞、血小板等由不同类型的细胞构成，这些细胞是在骨髓生成。当发生白血病时，骨髓产生的是异常血细胞，这些异常血细胞会生长失控，进入血液并转移至身体各处，并且使骨髓无法产生人体所需的正常血细胞，从而导致一系列症状。最常表现贫血、出血、感染和肝、脾、淋巴结不同程度的肿大等，骨髓及外周血中可检测出大量幼稚细胞。

白血病是儿童时期最常见的恶性疾病，15 岁以下儿童急性白血病发病率约为每 10 万个人里有 3~4 个人发病，任何年龄均可发病，以学龄前多见。

（2）哪些原因和白血病相关：个体是否发生白血病，可能取决于内因、外因等多种因素相互作用的结果。有以下几个诱发因素：

1）病毒感染：逆转录 RNA 病毒（如 HTLV-I 型病毒）感染者可能与 T 淋巴细胞白血病有关。

2）免疫功能异常：部分免疫功能异常者，如某些自身免疫性疾病患者患白血病风险较高。

3）物理因素：主要是 X 射线、γ 射线等电离辐射。

4）化学因素：接触含有甲醛、苯及其衍生物（涂料油漆、合成染料、化学强力胶等）、烷化剂、乙双吗啉等。

5）遗传因素：有白血病家族史，患病风险可能会增加。唐氏综合征、Fanconi 贫血、侏儒面容毛细血管扩张（Bloom 综合征）、共济失调毛细血管扩张症、先天性免疫球蛋白缺乏症等遗传疾病患者，白血病发病率较高。

6）其他血液病：某些血液病最终可能发展为白血病，如：骨髓增生异常综合征、慢性骨髓增殖性肿瘤、淋巴瘤、多发性骨髓瘤等。

7）不良生活习惯：有吸烟、酗酒、吸毒、不规律作息等不良生活习惯者容易诱发。

8）癌症治疗：其他癌症患者进行化疗和放疗时，也容易导致白血病的发病率增加。

（3）孩子得白血病是否和环境污染有关系：白血病的病因与环境污染关系极大，特别是一些化工厂排出的污气，还有建材装修，大量吸入装修污染气体，各种板材、乳胶漆和新的家具等，都含有化学合成物质，这些物质可逐渐释放出有毒气体，很可能会诱发白血病。

（4）白血病能否治愈：能，白血病是一种可以治愈的恶性肿瘤，并不是绝症。

对于儿童急性淋巴细胞白血病，很多治疗中心 5 年无病生存率达 80% 以上。对于儿童急性髓系白血病，国内一些比较有经验的儿童血液病中心 5 年无病生存率可以达到 60% 以上。

凡是白血病患者停止化疗 5 年后病情无复发或是无病生存达 10 年者，即视为临床治愈。绝大多数急性淋巴细胞白血病儿童采用传统的治疗手段，停药后都可恢复正常学习和生活，极少遗留后遗症，他们可以和正常的孩子一样，升学、就业、结婚、生子。

（5）白血病是否能预防：目前白血病的病因不明确，但是可以采取一些措施来减少白血病的发生。常见的预防措施有：

1）避免接触有毒物质，如油漆、染发剂、化工原料、甲醛等。

2）各种物理因素损伤，常见的各种射线和放射性核素，避免接触这些物质，减轻对机体 DNA 的损伤，预防白血病的发生。

3）平时增强体质，保持营养平衡，尽量减少病毒感染，某些病毒如人类嗜 T 细胞病毒（HTLV-I 型病毒）、EB 病毒、人类免疫缺陷病毒与白血病的发生有一定的关系。

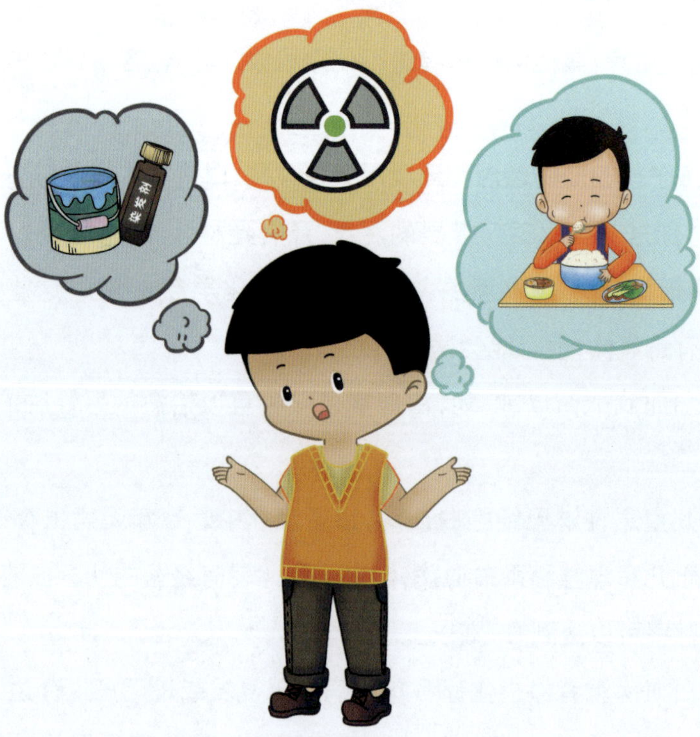

（6）急性白血病有哪几种类型：急性白血病分为急性淋巴细胞白血病（acute lymphoblastic leukemia，ALL）和急性髓系白血病（acute myeloid leukemia，AML）。

急性淋巴细胞白血病分为B系和T系。

急性髓系白血病分为：

$M_0$（急性髓细胞白血病微分化型）

$M_1$（急性粒细胞白血病未分化型）

$M_2$（急性粒细胞白血病部分分化型）

$M_3$（急性早幼粒细胞性白血病）

$M_4$（急性粒单核细胞白血病）

$M_5$（急性单核细胞白血病）

$M_6$（急性红白血病）

$M_7$（急性巨核细胞白血病）

还有一些特殊类型的白血病，如多毛细胞白血病、浆细胞白血病、嗜酸性粒细胞白血病等，在儿科是罕见的。

（7）白血病早期有哪些症状表现：由于白血病细胞对骨髓的浸润或抑制，致使正常的造血功能受阻，可表现有：

1）贫血：血常规结果显示血红蛋白低于正常水平，可表现为头晕、乏力、心悸、面色苍白等。

2）发热或感染：发热时间可长可短，短则几天，长则四五个月，一般急性白血病的发热表现为两周到两个月；

3）出血：由于血小板下降，患儿身上会有出血点，四肢相对较多；

4）白血病细胞浸润表现：依据受累的部位不同而表现各异，可有肝（或脾、淋巴结）肿大；齿龈增生；胸骨压痛；少数患者出现睾丸肿大、皮肤或皮下结节；若神经系统受累，还可表现有头痛、呕吐、视力改变等。

（8）白血病患儿为什么要减少探视及专人陪护：白血病患儿免疫力低下，一个小小细菌都可能对她们造成威胁，细菌可能会在讲话、呼吸的时候传播感染，戴口罩可以有效预防外源性的细菌或病毒感染。

病房里人越多，孩子被感染的危险越大。专人陪护能减少对患儿的感染风险；对患儿病情更为了解，熟练配合医生护士对患儿进行治疗；缓解患儿的紧张、恐惧心理。

## 2. 治疗相关部分

（1）白血病应该如何治疗：常见的儿童白血病治疗手段主要是化疗和造血干细胞移植。

传统的化疗仍然是治愈儿童白血病最主要的手段。急性淋巴细胞白血病对化疗非常敏感，而儿童患者的化疗效果远远好于成人患者。

目前，还有一些新型的治疗手段应用于儿童白血病的治疗，如免疫治疗、靶向药物治疗和细胞疗法，如 CAR-T 疗法。

绝大多数急性白血病低、中危患儿只需要做化疗。当然，医生会根据综合分组和治疗效果来考虑是否需要接受造血干细胞移植。

中、低危患儿在化疗后出现了复发情况，可以考虑进行造血干细胞移植。高危患儿靠单纯的化疗很难痊愈，应尽早进行造血干细胞移植，使病情得到根治。

（2）治疗白血病需完成哪些检查：白血病的诊治除了骨髓检查外，还需要查血常规、尿常规、生化全套、病毒性肝炎抗体、凝血功能、重要脏器超声、脑电图、胸片、心电图、腰穿、检测化疗药血药浓度、相关部位（标本）微生物培养等检查。

确诊初期的各项检查尤为重要。白血病的确诊需要对骨髓白血病细胞进行 MICM 分型，即形态学（M）、免疫分型（I）、细胞遗传学（C）、分子生物学（M）等检测，可提高诊断的准确性和一致率，白血病的规范治疗是建立在准确的 MICM 分型基础之上的。

（3）高白细胞的患儿为何需要频繁抽血：白细胞高的患儿容易引起白细胞淤积综合征、高黏滞综合征、急性肿瘤溶解综合征等并发症，需要每日检测患儿的钾、钙、磷、尿酸变化，及时发现问题及时处理。家长可能会担心孩子本来就贫血，频繁抽血，加重孩子的病情。

其实，不会对孩子有影响，儿童血液含量是其体重的 8%~10%，比如一个 20 千克的孩子，血液总量约为 2 000 毫升，而且人体的血细胞一直在新陈代谢，每天都在产生新的红细胞、白细胞、血小板等成分，所以常规的抽血不会出现不适。失血过多才会出现身体不适，最明显的就是血液供氧不足，大脑缺血产生头晕症状。

（4）白血病患儿为何必须做骨穿：白血病患者治疗期间需要多次骨穿，有以下几种原因：

1）明确诊断：对于形态学确诊的白血病患者，通过骨穿检查进一步明确白血病的亚型，判断其预后。

2）观察疗效：对于尚未缓解的白血病患者，通过骨穿检查了解化疗的治疗效果，帮助医生确定进一步治疗的方案及用药的选择。如骨髓象示白血病细胞百分比较化疗前未有明显下降或下降不足 40% 时，提示患儿可能对所用化疗方案不敏感，需加大治疗药物剂量，或是更换治疗方案，选择其他药物。

3）判断预后：患者经历多种方案联合化疗，骨髓中白血病细胞百分比无明显下降，或一度下降但短期内又升高至治疗前水平时，提示该患儿白血病细胞存在原发耐药性，较为难治，预后不佳。

4）监测病情变化：化疗已达完全缓解的患者，骨髓象虽已基本正常，仍需定期复查，目的在于尽早发现病情的变化并给予及时有效的治疗。

（5）骨穿有危险吗：骨髓穿刺对人体健康并无影响，但是属于创伤性检查，在选择某些特殊部位如胸骨进行骨穿时，并发症风险会增加，往往由经验丰富的专科医生操作。骨穿操作可以在住院部也可以在门诊完成。

骨穿后照护：骨穿操作结束后，穿刺点用无菌敷贴覆盖，压迫止血5~10分钟防止渗血，骨穿的穿刺部位3天内不可以碰水，以免伤口感染。发现有渗血、渗液或血肿应及时通知医护人员，更换敷料或其他处理。注意多休息，不能进行剧烈的运动。

（6）白血病患儿为何必须做腰穿

1）诊断需要：通过腰椎穿刺进行脑脊液检查，明确患者有无合并中枢神经系统白血病（也称“脑白”）。

2）治疗需要：血管与脑脊膜之间存在血脑屏障，大多数经血管内的化疗药物无法通过血脑屏障，不能在脑脊液中达到有效的治疗浓度，从而使中枢神经系统成为白血病细胞的“庇护所”及复发根源。对于无明显“脑膜白血病”表现的患者，需预防性给予做腰穿鞘内注射化疗药物。对于明确合并“脑白”者，更应定期腰穿鞘内注射化疗药物。对于就诊时外周血白细胞计数 $>50\times10^9$/升，或病程中曾有过脑出血情况者，无论临床有否“脑白”症状，亦不管脑脊液化验是否正常，均应及早鞘内化疗。

（7）腰穿是否对身体有影响：腰椎穿刺对身体是没有影响的，临床上白血病患儿的诊断和治疗都必须进行腰椎穿刺，根据病情的严重性，酌情增加腰穿鞘内注射的次数来治疗脑白。腰椎穿刺术属于创伤性治疗操作，腰穿操作带来的损伤都在可控范围内，部分患儿会出现腰痛等不适症状，一般给予休息、口服止痛药或局部理疗症状会缓解，无须紧张。

操作后照护：腰椎穿刺结束后，穿刺点用无菌敷贴覆盖，压迫止血5~10分钟防止渗血，腰穿的穿刺部位24小时内避免碰水，患儿去枕平卧4~6小时，观察有无恶心、呕吐等症状，发现异常及时通知医护人员进行处理。

（8）为什么推行无痛舒适化骨腰穿操作：既往局部麻醉后进行骨腰穿操作，患儿会担心、害怕穿刺，产生恐惧心理，部分孩子会不配合操作，增加操作的难度。患儿的焦虑、恐惧等负性情绪，给身心带来严重的影响。推行无痛舒适化全麻骨腰穿，让孩子在镇静睡眠中完成操作，达到完全无痛，受到孩子及家长的欢迎。

很多家长会问，为什么做全麻骨腰穿要禁食那么久？主要是为防止在麻醉或手术过程中出现呕吐反应而引起窒息或吸入性肺炎。

全麻术前禁食时间一般是6~8个小时，但是根据食物和水的不同种类，具体会有不同时间的区别。清水、白开水术前2个小时禁饮，碳酸饮料、果汁术前3~4个小时禁饮，母乳术前4个小时禁食；婴幼儿配方奶粉以及淀粉类的食物，如馒头、米饭、粥、稀饭等术前6个小时禁食。

另外，根据大量的临床病例观察研究，没有发现全麻药物对孩子的智力造成明显的不良影响。因此，全麻骨腰穿操作不会影响孩子的智力发育。

（9）白血病完全缓解后为何还要继续化疗：白血病化疗后完全缓解的患者，白血病的临床症状、体征虽已完全消失，血象及骨髓象已基本恢复正常，但其体内仍残留有相当数量的白血病细胞，在骨髓以外的某些隐蔽之处仍有白血病细胞浸润，这些残留的白血病细胞可引起疾病复发。为了进一步消灭残存的白血病细胞，防止复发，延长缓解和生存时间，争取白血病治愈，在完全缓解后仍需采用积极的巩固和强化治疗，一般为2~3年。

（10）白血病可以纯中医治疗吗：中医、中药在白血病治疗中的参与能够明显改善白血病孩子的病情，但目前中药尚不能作为治疗白血病的主要药物，单独中药治疗也尚不能根治白血病，目前阶段，还是要以西医的治疗手段和方法为主，中医调理为辅。

中医根据病情进行调理性治疗和有效单味中药（比如长春新碱、亚砷酸）可以诱导白血病细胞分化，促进白血病细胞凋亡。中医对气血、阴阳、脏腑的合理调整能够改善患有白血病孩子的免疫状态，能够在一定程度上缓解化疗过程中的不良反应，特别对化疗后可能出现的低热、出虚汗、皮肤黏膜出血、没有胃口或胃口不好、无精打采且虚弱、掉头发等症状，增加孩子对于化疗疗法的忍受能力，改善孩子的生活质量。化疗结束后，即达到临床治愈水平时，应用中药可以调节机体免疫水平，恢复免疫功能，提高生活质量。

## 3. 中心静脉导管维护部分

（1）白血病化疗时为何要挂很多水：大多数抗肿瘤化疗药物作用于肿瘤后，会生成不同的代谢产物，由肝脏、肾脏代谢排出。各种化疗药物及其代谢产物会对肾脏引起不同程度的损坏，严重时甚至会引发肾衰竭和尿毒症。通过补液及排尿，可以“冲”走有毒代谢废物。化疗期间，患儿不仅需按时补液，同时要增加饮水量，以加快体内药物及代谢产物的排出，减轻对肾脏的损害。

（2）静脉化疗时哪些血管可以用，哪些不能用：化疗药物本身对血管及组织具有强烈的刺激，在血管选择时，应选择粗大、弹性好、避免细小指（趾）关节处的血管，以免药物外渗后造成局部肌肉、肌腱的坏死，甚至截指（趾）的危险。

头皮静脉呈网状分布，在输液过程中容易发生化疗药外渗致皮肤坏死产生瘢痕；下肢浅静脉管腔小、静脉瓣多，血流速度慢，易发生静脉炎和静脉栓塞，因此头皮静脉和下肢浅静脉都不适合于化疗药物的使用。

柔红霉素（DNR）、长春新碱（VCR）属于细胞毒性药物，外渗会导致局部皮肤坏死。在使用这类药物时，尽量采用中心静脉给药，如经外周静脉穿刺的中心静脉导管（peripherally inserted central venous catheter，PICC）、输液港等。部分患儿因病情原因（如感染性发热、中性粒细胞太低、血小板太低）暂时无法置入中心静脉导管，对这些只有外周静脉通路的孩子，在使用化疗药物时需要重新置入新的留置针，最好选用近心端、管腔大、回血通畅的静脉，避免手背和关节附近的部位，避免选用小静脉或一条静脉重复多次穿刺，输注化疗药物时必须随时看好输液部位有无异常。

（3）儿童化疗常用的中心静脉导管有哪些：中心静脉导管是从外周静脉或颈内静脉、股静脉穿刺，放入静脉导管到连接心脏的最粗的静脉即上腔静脉或下腔静脉，避免化疗药物与浅静脉的直接接触，加上大静脉的血流速度很快，可以迅速稀释化疗药物，防止化疗药物对血管的刺激，减少静脉炎的发生，大大减少化疗药的并发症。

现阶段，常用的中心静脉化疗输液模式有两种：PICC 和完全植入式静脉输液港（totally implantable venous access port，TIVAP）。

1）PICC 是从胳膊上穿刺，血管内置入一根软的导管，导管的末端位于靠近心脏的中心大静脉，另一端留在皮肤外面，用贴膜固定。使用时，护士将输液装置接上 PICC 外露的导管部位，药液通过导管进入血管内。PICC 导管建议最长保留 1 年，以满足患儿的化疗输注需求。PICC 置管难度与患儿的配合程度相关。

2）输液港的导管末端也位于靠近心脏的中心大静脉，区别于 PICC 导管，输液港是从颈内静脉、锁骨下静脉、股静脉等较大静脉穿刺置入，导管的另一端连接港体，整个导管及港体完全埋入皮下（通常是胸壁皮肤下，也可以选择埋手臂皮肤下)，体表不露任何导管。使用时，护士将输液专用的蝶翼针扎入皮肤下埋置的输液港港体，药液通过蝶翼针进入港体通过导管至中心大静脉中，输液结束后拔出蝶翼针，穿刺处皮肤 1 天后便可痊愈。

输液港植入适合于各年龄段人群，成人可终身携带，儿童考虑生长发育的因素，及时评估导管位置，结合治疗需要，选择保留时间。手术需要有资质的介入科医生、麻醉师或外科医生在手术室完成，术前需完善血常规、凝血功能检查，手术后胸片位置合适就可以输液，定时换药，10 天后可拆线(可吸收线缝则不需要拆线)。

### (4) PICC 携管期间如何家庭护理

1) 保持 PICC 置管处清洁干燥，勿擅自私下贴膜。

2) PICC 置管处手臂可弯曲、伸展、吃饭、写字等轻体力活动，禁止过度用力，比如提过重物品(建议≤2.5 千克)，不玩闹和拉扯手臂。

3) 不可游泳，可以淋浴，但应避免盆浴、泡浴。淋浴前先用干毛巾包裹 PICC 处，再用保鲜膜缠绕 2~3 圈，上下可用胶布贴紧，洗澡结束检查敷料有无浸水松脱，穿刺点是否干燥。

4) 携带 PICC 患者应每周定时到正规医院，由经过培训的医护人员进行一次冲管、换贴膜、换输液接头等专业处理，不宜擅自自行处理。

5) 衣服不宜过紧，穿脱衣服时注意防止将导管带出，穿衣时先穿置管侧，后穿对侧；脱衣时先脱对侧，后脱置管侧；网套套在外露的 PICC 导管外，保护导管防止钩住衣服。

6) 如遇以下问题立即来医院处理：

穿刺部位出现局部红肿、疼痛、有分泌物，手臂疼痛、肿胀；

穿刺点渗血，且按压无效；

导管内回血；

导管体内部分滑出体外；

置管侧手臂麻木、手臂或颈部肿胀、臂围增大 >2 厘米；

敷贴卷边、松动、脱落；

输液接头松动、裂开；

导管破损断裂（请立即在导管断裂上方或靠近穿刺点将导管打折并用胶带固定马上去当地医院处理，断裂导管需一同带往医院）。

（5）输液港植入术后要注意什么

1）输液港植入术后 24 小时内，避免患侧卧位，注意观察局部皮肤有无红肿出血；

2）24 小时后可酌情增加活动，但仍应避免负重，保护穿刺处避免受到外力撞击；术后第三天换药，更换贴膜；

3）局部切口为可吸收线，无需拆线，应保持局部皮肤清洁，但不宜沐浴，患儿家属应每天用温水擦洗患儿皮肤，不要过度用力；

4）7 天更换蝶翼针，每周更换贴膜 1~2 次，有卷边、潮湿、皮肤瘙痒立即换药；

5）指导患儿穿棉质衣服，衣服应宽松、透气，夏季保持患儿不出汗，冬季不受凉；

6）出现下列情况，如穿刺部位疼痛、局部敷料渗血、渗液、贴膜潮湿、松脱，导管内如有大量血液或输液不畅需立即告知护士，及时解决。

（6）输液港什么时候取出合适：只要穿刺部位无渗漏、无导管阻塞、感染等并发症时输液港可以长期保留，建议全程治疗结束来医院取出输液港。输液港携管期间仍需每月规范化维护。如化疗期间，孩子的输液港发生感染、堵管、断管等情况，需要随时手术取出输液港。

## 4. 化疗症状管理部分

（1）化疗期间发热如何处理：儿童一般以测量腋温为主，当体温不超过38℃时不需要吃退烧药，建议采用物理降温方式。为减少白血病患儿的能量消耗，当体温达到 38.5℃以上时需要在医生的指导下吃退烧药。

白血病患儿化疗期间发热时，当中性粒细胞绝对计数$\leqslant 0.5\times 10^9$/L 时，处于粒细胞缺乏期（俗称“粒缺期”），这种情况下患儿体温≥38℃时，应尽早住院治疗，及时抽取血培养，建议 1 小时内使用抗生素，预防感染性休克的发生。

（2）化疗期间贫血如何处理：一般情况下，血红蛋白低于 60 克/升需输注红细胞，必要时吸氧，卧床休息，活动量以不感到疲劳、不加重症状为度，下床活动宜缓慢，当心跌倒，若出现心慌气急出虚汗、乏力应绝对卧床休息。

（3）化疗期间出血如何处理：一般情况下，血小板 $>50\times 10^9$/升时，自发性出血的概率较小。血小板 $<30\times 10^9$/升时自发性出血的概率明显增加。特别是血小板$\leqslant 20\times 10^9$/升时，往往伴有自发性出血，例如皮肤黏膜紫癜，瘀斑，月经持续过多，鼻出血等。

当血小板$\leqslant 20\times 10^9$/升且伴有出血情况时，需要输注血小板治疗。防止患儿身体受伤，保证充足睡眠，避免情绪激动，保持大便通畅，避免大便过度用力，饮食应清淡、少渣软食或半流质，禁食过硬、粗糙的食物；警惕消化道出血及颅内出血表现。当血小板$\leqslant 20\times 10^9$/升时可以用漱口代替刷牙，严防牙龈出血。

（4）化疗期间常见感染如何处理

1）口腔：是最常见的感染部位。主要表现为口腔溃疡、牙龈肿痛、糜烂出血，严重者可出现蜂窝织炎。一般情况可以使用软毛的小头牙刷，轻轻刷牙避免损伤口腔黏膜，也可配合氯己定漱口，保持好口腔卫生。

2）鼻腔：鼻黏膜出血、糜烂，甚至出现鼻中隔穿孔，部分患者出现呼吸不顺。

3）呼吸道：在冬季寒冷或者雾霾严重天气，呼吸道感染很常见，主要表现为气管、支气管及肺部感染，以咳嗽、咳痰、气喘、胸部等症状为主。

4）皮肤：部分患者出现皮肤破损、溃烂、脓疖等。不积极控制感染破溃处面积增大，加大治疗难度，甚至引起败血症，感染性休克。一般情况下，化疗期间可以洗澡，洗澡可以清除皮肤的污垢，预防皮肤感染，洗澡也让人感觉舒服，减轻化疗的不良反应；注意水温及保暖，化疗情况下孩子的体质虚弱免疫力不会很好，容易发生感冒。另外，还需关注孩子的血红蛋白、血小板和中性粒细胞，如果血红蛋白低于 60 克/升容易导致头晕，血小板低于 $20\times10^9$/升可能会发生出血，中性粒细胞低于 $0.5\times10^9$/升容易导致感染，这些情况均以卧床休息为主，不宜洗澡。

5）泌尿道：泌尿道感染的症状女性较常见。表现为尿急、尿痛、尿频等尿道刺激征，部分患者会出现血尿的症状。

6）肛周：有痔疮、肛裂或大便不通畅的患者，肛周感染很常见，表现局部疼痛、红肿、糜烂及软组织蜂窝织炎感染。肛门由于其解剖结构和功能的特殊性，往往会增加肛周感染的概率。患儿肛周感染往往继发破溃或肛瘘的现象，严重影响日常的生活，要养成良好卫生习惯，化疗期间要每天坐浴，起到局部消毒及促进血循环的作用。

**（5）化疗期间的恶心呕吐如何处理：**对于化疗期间出现明显的恶心、呕吐等症状，给予腹部顺时针环形按摩；医生会给予昂丹司琼、托烷司琼、帕罗洛司琼等止吐类药物，以及法莫替丁、奥美拉唑等保护胃黏膜类药物，缓解恶心、呕吐等胃肠道不适症状。

另外，穴位贴敷、耳穴埋籽等中医适宜技术也可以减轻孩子的恶心、呕吐症状。经止吐处理后，只要孩子还能吃得下，应尽可能通过饮食来补充营养，如果孩子实在吃不下东西，医生会通过静脉输液补充营养及水分。

（6）化疗期间的脱发如何护理：化疗导致脱发的现象是因人而异，有些人会大量掉头发，而有些人却只会少量掉头发，甚至少数人还有可能不掉头发，这都跟化疗药物和个人体质的不同有很大的关系。化疗结束后头发是可以重新长出来的，并且对于后面长出的头发发质也不会有什么影响。所以并不需要过分担心。对于大年龄组的孩子，脱发会担心自身的形象改变，可以暂时佩戴假发套或帽子。

（7）化疗期间必须使用激素吗

1）急性白血病治疗期间都要使用激素，激素有两个作用：刺激骨髓造血，增加红细胞和血小板数量；抑制恶性增殖的淋巴细胞分裂，并溶解异常细胞。

2）激素主要副作用为引起毛发旺盛、骨质疏松、股骨头缺血性坏死、患儿容易感染或伤口不易愈合等。长期使用会呈现“向心性肥胖”，如“水牛背”“满月面容”“腹部肥胖”。避免骨质疏松可以及时补充维生素D和钙剂，可以多喝牛奶及豆制品。

3）很多家长担心孩子长期使用激素，会不会早发育？其实不会，孩子化疗结束后，激素药物也会相应地减量，在大剂量长期应用激素后，采取缓慢减药逐渐停药的原则，停药后身体会逐渐恢复正常。

（8）母亲怀孕期间可以陪护正在化疗的患儿吗：怀孕3个月内的妈妈，建议不要陪护正在化疗的患儿，若实在有不便之处，应咨询医生孩子的具体化疗用药，权衡是否必须回避此类药物，以确保胎儿安全。

（9）化疗休疗期如何居家护理

1）出院后如果化疗处于完全缓解状态，血常规正常情况下，可以出去适当活动，注意避免去人多喧闹的公共场所，特别是商场、超市等室内场所，避免乘坐地铁等交通工具，做好个人保护措施，避免孩子继发感染。

2）饮食原则：新鲜、洁净、低糖低脂、易消化，忌吃生冷、刺激性食物。

3）孩子出院后如出现发热、出血、贫血等任何不适表现，请及时来院就诊。

4）出院后严格按照主管医生的医嘱口服药物、定期监测血常规及肝肾功能等指标，血常规每周 2~3 次，其他项目应遵医嘱定期复查。

5）要鼓励孩子增强战胜疾病的信心。

6）按照主管医生意见按时返院巩固化疗。

7）如果孩子是在治疗阶段化疗结束后回家发热，应及时来院就诊，防止感染加重。在全程治疗结束 6 个月以后，可以按照正常孩子的发热处理方法，即体温低于 38℃且没有特殊的不适，可以先居家休息观察，对症处理，如果发热不退或感觉身体很不舒服，应立即就医。

## 5. 饮食管理部分

（1）白血病患儿的饮食有什么特殊要求：白血病患儿化疗或粒细胞缺乏期间不建议吃外面买的食物，建议食用医院的治疗性饮食或者家里制作的食物。高风险的食物，如二次加工的食品，隔夜的食物，杨梅、草莓、蓝莓等不易清洗干净的水果，都不可以吃。若患者食用不洁食物，可造成腹泻或感染。

禁止食用：油炸食品、腌制品、凉拌菜、半成品、蘑菇、韭菜、芹菜、菜花、西蓝花、茴香、尖椒等不易清洗干净及刺激性的蔬菜。

不能使用的调味品：干辣椒、花椒、大料、桂皮、香叶、豆蔻等。

可以使用的调味品：葱、姜、蒜、料酒、盐、糖、酵母、淀粉、味精。

可以食用的肉类：活鱼、鲜虾、活鸡、活鸭、鲜肉、买回后立即制作，不可放冰箱保存。

可以食用的水果：苹果、梨、橙子、橘子、时令西瓜。

加餐：纯牛奶、原味苏打饼干。

制作注意事项：现买现做、十成熟、佐料与食物同时煮熟。以炖菜为好。

食物制作要求：肉类食物以清炖为主，如清炖小排骨、清炖鸡汤、清炖鱼汤等，去除多余油脂。蔬菜类以炖菜为主，青菜必须熟透。面类食物如馒头、花卷、包子、制作面包等，用食品袋封装。

餐具：清洗后，用微波炉加热 5 分钟，水煮 20~30 分钟。

**（2）培门冬化疗期间如何饮食管理：**在培门冬酶化疗期间，使用药物前 7 天开始控制饮食，注意用药期间要低糖低脂饮食，可以选择清淡易消化的食物，延续到用药后 21 天左右，家属要积极配合饮食的管理，避免让患儿受到食物诱惑的刺激，主要是该药可以诱发急性胰腺炎。培门冬结束后宜循序渐进恢复到正常饮食，避免暴饮暴食，食物以干净卫生新鲜为主。

**（3）家长如何给正在化疗的孩子做饭**

1）保证食物原料新鲜，做菜调料保证质量，忌刺激性食物或调料。

2）食物炒熟或蒸熟煮透，每餐现做，不宜吃凉拌菜，防消化不良致腹泻或消化道感染。

3）食物不能有骨刺、碎渣、油腻、麻辣，饭不能太硬，防消化道出血。

4）如家长去菜市场等人流量大以及相对污染的环境，应更换干净衣服再送饭来病区。

# 6. 复发及移植部分

（1）如何判断白血病是否复发：确诊白血病复发的唯一诊断依据就是骨髓穿刺报告。根据病种、病情及复发时间，具体选择后续的复发治疗方案，如抗肿瘤药物化学治疗、CART 免疫治疗、造血干细胞移植等。

（2）什么是白血病的髓外复发：白血病的髓外复发是指当白血病患者骨髓检查尚处于完全缓解的状态时，骨髓以外的其他组织或脏器发现有白血病细胞浸润的临床表现。髓外复发常见于中枢神经系统、生殖系统（如男性睾丸、女性卵巢）或皮肤浸润如绿色瘤等。髓外复发可单独存在，但白血病髓外复发往往是白血病全面复发的先驱症状。

（3）白血病患儿都需要骨髓移植吗：不是每个白血病患儿都需要骨髓移植的，主要根据白血病病情的分类，风险程度治疗效果等。一般首选化疗，通过化疗可以达到治愈。对于有些化疗效果不佳的白血病，医生会建议骨髓移植。

（4）造血干细胞移植有哪几种类型：造血干细胞移植就是用新的造血干细胞替代患者的造血干细胞，重建患者的造血功能和免疫功能从而治疗疾病。

目前造血干细胞移植仍是治愈大多数难治、复发白血病及重型再生障碍性贫血等血液病的有效方法。

造血干细胞移植不仅包括骨髓移植，也包括外周造血干细胞移植及脐带血移植。脐带血和骨髓血干细胞都可以作为造血干细胞移植的细胞，两者各有各的优缺点。

早期是需要从供者骨盆旁边的髂骨中抽取健康的造血干细胞，装入骨髓袋内，再如同输血一样，以点滴注射法通过静脉注入患者体内。不过，这种从骨髓中获取造血干细胞的方法需要骨髓穿刺技术，对捐献者的身体创伤较大。

随着对造血干细胞的深入研究，发现外周血也可以携带健康者的造血干细胞，动员后的外周血逐渐取代骨髓造血干细胞，成为造血干细胞的来源，这一改变也大大提高了捐献者的安全性。

脐带血对组织相容性抗原配型的要求，没有骨髓血干细胞那么严格，不容易发生严重的移植物抗宿主病。脐血库为实体库，所有储存脐带血都用液氮保存，追溯到脐带血所在实体库即可动员使用，只要配型合适就能在短期内开始移植治疗。但脐带血包含的造血干细胞数量有限，需要比骨髓干细胞更长的时间进行造血重建，可能并发严重感染，对于体重大的患者常常不能满足治疗需要。由于脐血免疫原性较弱，脐带血的植入失败率比骨髓血干细胞高。

骨髓血干细胞较易得到，对孩子也没有体重的限制，免疫原性强，造血重建快，组织相容性抗原配型的要求比脐带血高，同等组织相容性抗原相合度下移植物抗宿主病的发生概率比脐带血高。另外，使用没有血缘关系的提供者的骨髓血干细胞的工作流程比较烦琐，且我国骨髓库容量有限，寻找到合适供者的概率比脐带血小。

脐带血和骨髓血的干细胞之间没有绝对的优劣之分，具体情况需要由移植医生根据孩子的病情、组织相容性抗原分型情况来选择最佳的移植种类。

### （5）骨髓移植适用于治疗哪些疾病

1）急性白血病：骨髓移植可使急性白血病患者的无病生存率显著提高。

2）恶性淋巴瘤：首先考虑进行自体骨髓移植。

3）慢性粒细胞白血病（chronic myelocytic leukemia，CML）：异基因造血干细胞移植是目前可以根治慢性粒细胞白血病的重要手段，处于慢性期的 CML 患者接受异基因骨髓移植后，5 年无病存活率可达 60%~90%，患者年龄越轻，疗效越佳。

4）多发性骨髓瘤：以往认为多发性骨髓瘤患者不适宜进行骨髓移植，随着支持治疗的进步及青年患者的出现，骨髓移植治疗多发性骨髓瘤成功的病例已不断增加。据统计，第一次缓解期接受骨髓移植者 3 年无病存活率达 69%。

5）骨髓增生异常综合征（myelodysplastic syndrome，MDS）：骨髓移植治疗骨髓增生异常综合征 3 年无病生存率可接近 50%，相当一部分可获根治，尤其是年轻患者早期接受骨髓移植可获更佳疗效。

6）重型再生障碍性贫血（severe aplastic anemia，SAA）：是非肿瘤性疾病中接受骨髓移植最多的疾病。

7）其他：遗传性免疫缺陷病，珠蛋白生成障碍性贫血等。

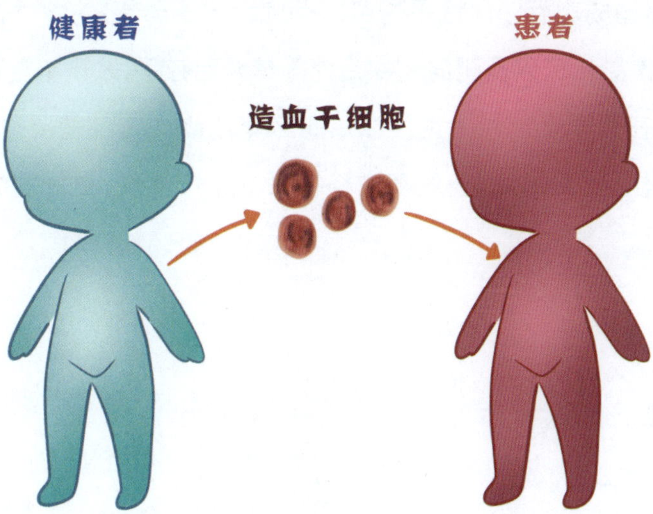

（6）**为何移植前要做配型**：每个人都有自己独一无二的组织相容性抗原，就像每个人的身份密码，移植前的配型过程实际上就是要确定孩子的组织相容性抗原主要抗原的类型。提供造血干细胞的人（供者）和孩子之间的组织相容性抗原匹配程度与移植治疗疗效有密不可分的关系，组织相容性抗原匹配程度越高说明供者和孩子相似性越大，孩子对供者提供的造血干细胞就越能接受，新的造血干细胞排斥孩子的程度最小，这样就能最大限度发挥移植的疗效，减少副作用。因此移植前必须做配型，只有确定孩子的组织相容性抗原类型才有可能寻找到最佳的造血干细胞提供者。

（7）**爸爸、妈妈和孩子的同胞兄弟姐妹谁更适合当供者**：造血干细胞移植提供者的选择主要取决于三个因素，即组织相容性抗原匹配程度、年龄、提供者自己的身体状况。

在所有和孩子有亲缘关系的人群中，组织相容性抗原全相合的双胞胎或者同父同母的兄弟姐妹是造血干细胞的最佳供者。如果父母、兄弟姐妹和孩子的组织相容性抗原匹配程度相当，这时候应该优先选择身体条件好、年龄合适的人做供者。

（8）**移植成功后白血病是否可以彻底治愈不再复发**：急性白血病通过骨髓移植、诱导化疗以及靶向药物治疗等综合治疗手段，5 年复查无肿瘤复发及转移，在医学上就叫治愈。以后每半年或者 1 年都需要复查的，不代表以后就没有复发可能，一般来说移植后 5 年不复发，再复发的概率就很低了。

## 7. 长期随访、社会支持部分

（1）按正规疗程全部停药以后还需要定期复查吗：孩子的治疗结束后，仍需要经常去门诊复查。大部分白血病的孩子需要1~2个月复诊一次，评估身体的恢复情况，需要做体格检查和血常规检查，复诊通常需要持续一年的时间。

（2）化疗结束后多久可以恢复上学：若在维持治疗期间，病情相对较稳定，根据孩子意愿可以选择去上学，要避免剧烈体育活动，注意卫生条件。也可以休学直到维持治疗结束后，血象正常且停药后再去上学。

（3）孩子在化疗期间是否能接种疫苗：疫苗是用细菌、病毒等制成的能够让身体产生特异性免疫的生物制剂。当疫苗接种后，机体的免疫系统（主要是T、B细胞）就把这种疫苗当成目标，生产出相应的武器（医学上称为抗体）。等到真的这种细菌或病毒入侵身体时，我们的身体已经有准备了，便能很快生产出大量有效的抗体来对付外来入侵的细菌和病毒。化疗期间由于孩子免疫细胞功能低下，不能对疫苗产生反应或反应较弱，也就起不到产生抗体的作用，用通俗的话讲就是“白打”疫苗了。因此，化疗期间一般不打疫苗，当孩子化疗疗程全部结束后，要做一个免疫系统检查，并在6~12个月内追踪复查。研究表明，免疫标记将会在孩子停止化疗后6~12个月恢复，如果免疫功能基本恢复了，孩子就可以正常接种疫苗了。

（4）对于困境家庭如何寻求社会救助：可以通过民政部门、慈善基金或媒体寻求社会救助。根据家庭实际情况，建议先找民政部门申请困难救助，符合条件者，开具低保证明；大病医保、重大疾病保险等可能用到的保险亦不要放弃尝试，另外，求助企事业单位（父母及亲戚所在的企业）、孩子学校，或者通过媒体去发布消息，不仅是纸媒，现在新媒体发达类似微博、知乎这样的开放性社区，以及淘宝公益、腾讯公益等可以进行众筹求助。找当地的公益组织（义工协会或者慈善总会）来帮助，不仅能提供资金上的一些帮助，更能帮助规划整个社会求助的流程。

（马金铃　杨 琦　吴惠芳　张才芹　蒋 娇　周雪梅）